Kinesiologische Tapes

VORBEUGEN, STIMULIEREN, AKTIVIEREN

Kinesiologische Tapes

VORBEUGEN, STIMULIEREN, AKTIVIEREN

garant

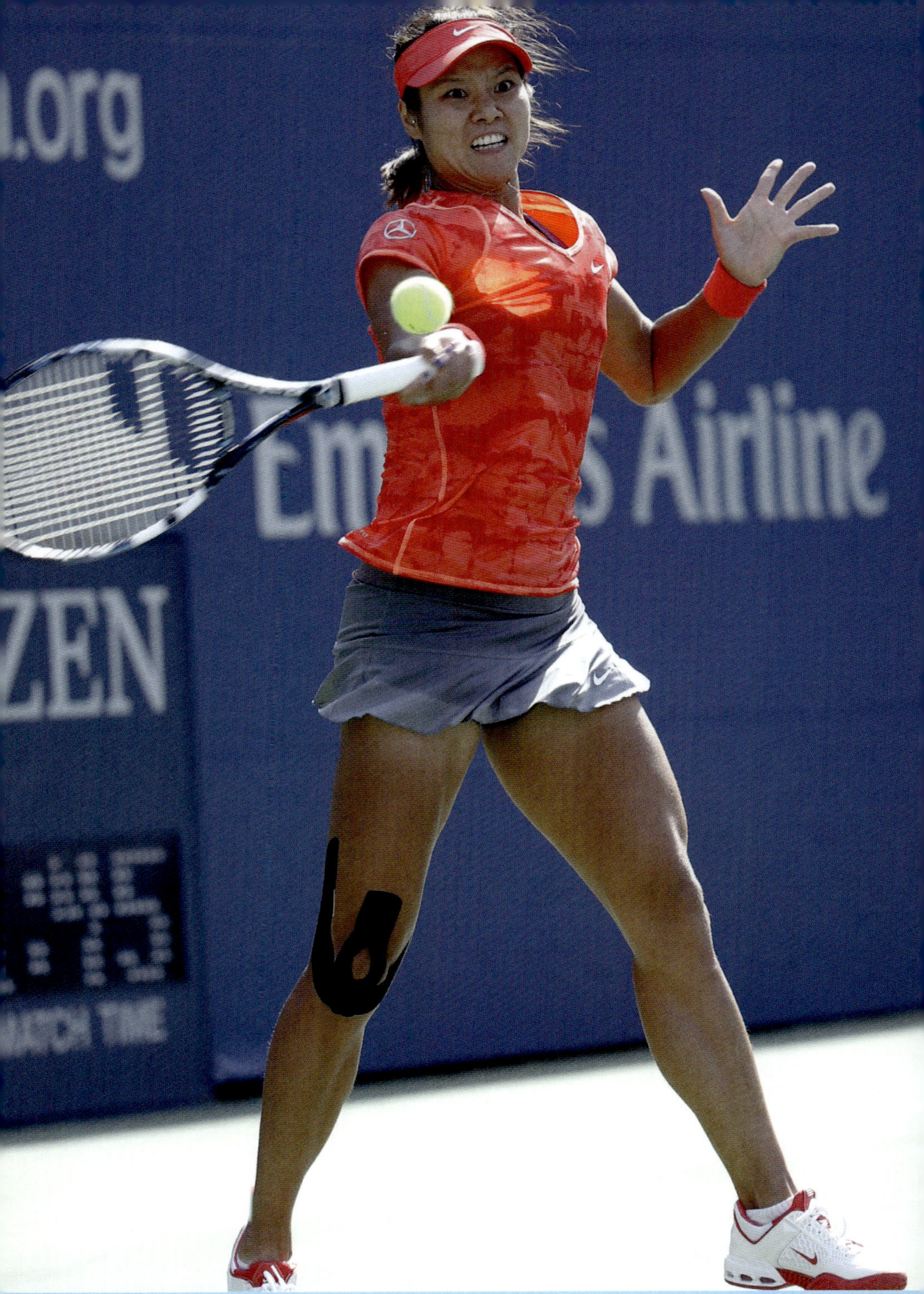
Airline

Inhalt

Vorwort 6

Einleitung 8

Praxis 36

Anlagen bei verschiedenen Beschwerden 62

Register 126

Vorwort

Im Profisport sind sie schon lange kein ungewohntes Bild mehr: Kinesio-Tapes, die in vielen verschiedenen Farben auf Beinen, Armen, Schultern oder den Rücken der Athleten blitzen. Doch auch Amateursportler und Schmerzpatienten entdecken – ob als alleinige Therapie oder als unterstützende Maßnahme – die bunten heilenden Bänder immer öfter für sich. Kein Wunder – wirken sie schließlich über natürliche Mechanismen, nahezu ohne Risiken und Nebenwirkungen und bieten so eine sinnvolle Alternative zu Medikamenten. Sie sind kostengünstig und mit etwas Grundwissen schnell und einfach selbst zu Hause anzuwenden. Ohne von ihrem Träger überhaupt bemerkt zu werden, arbeiten die Tapes ganz nebenbei 24 Stunden am Tag, einfach durch die alltägliche Bewegung. Die Anwendungsmöglichkeiten sind vielfältig und gehen weit über die Stabilisierung von Muskeln und Gelenken hinaus. So können Tapes an fast jedem Körperteil und bei einer Vielzahl von Beschwerden eingesetzt werden. Im Folgenden erhalten Sie zunächst die wichtigsten allgemeinen Informationen über Kinesio-Tapes wie etwa zu ihrer Wirkungsweise und ihren Einsatzgebieten, bevor Sie in die verschiedenen Techniken und Tapeformen einsteigen und erfahren, wie die Tapes richtig angelegt werden. Im letzten Teil werden einfache Tapeanlagen für verschiedene häufig vorkommende Beschwerden einschließlich des jeweiligen Hintergrundwissens und nützlicher Tipps detailliert mit Bildanleitung erklärt. So wird es Ihnen problemlos gelingen, Tapes zu Hause selbst anzulegen und sich bei unterschiedlichen Beschwerden zu behandeln. Sie erfahren zudem, in welchen Fällen es sinnvoller bzw. angeraten ist, einen Fachmann aufzusuchen.

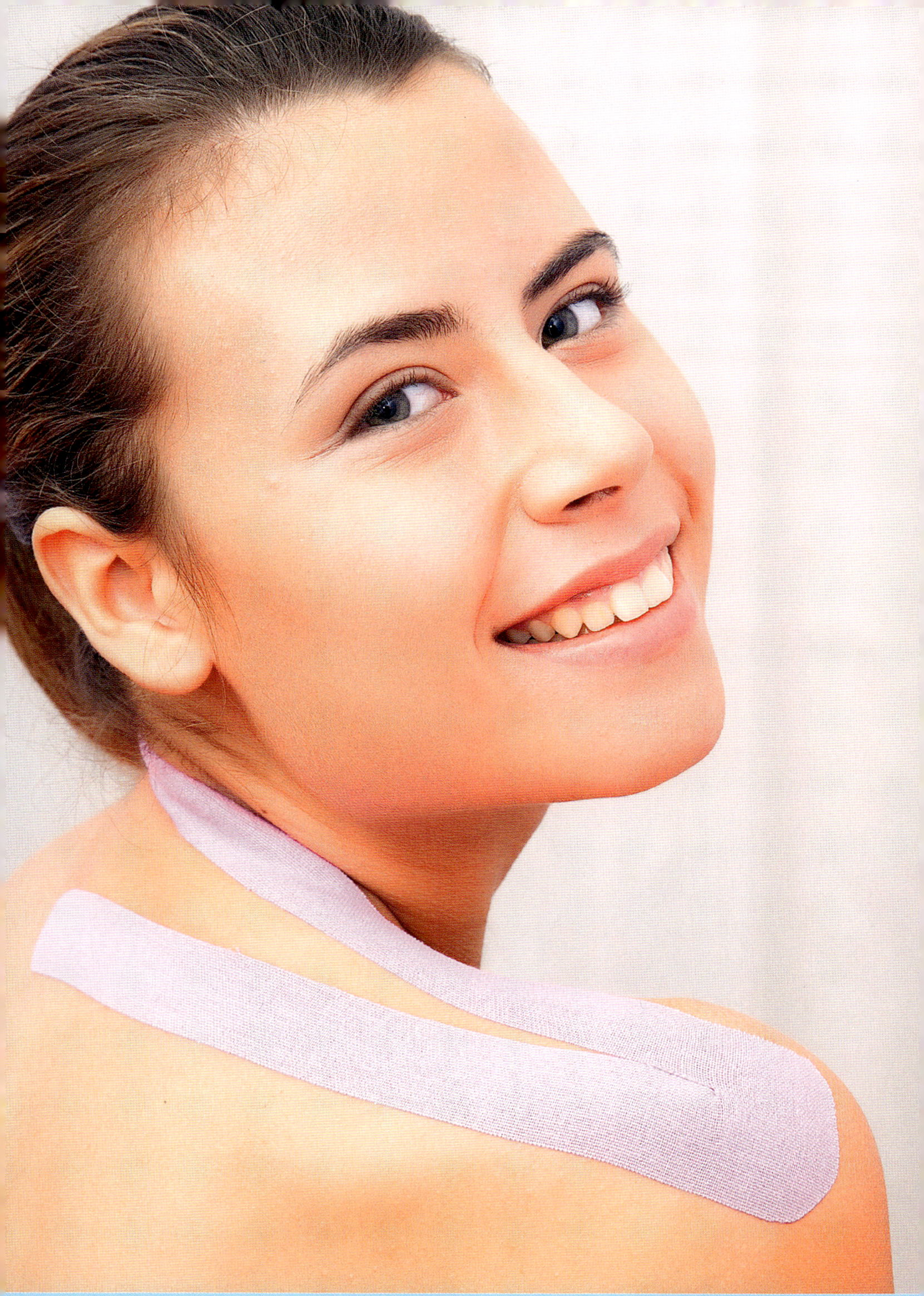

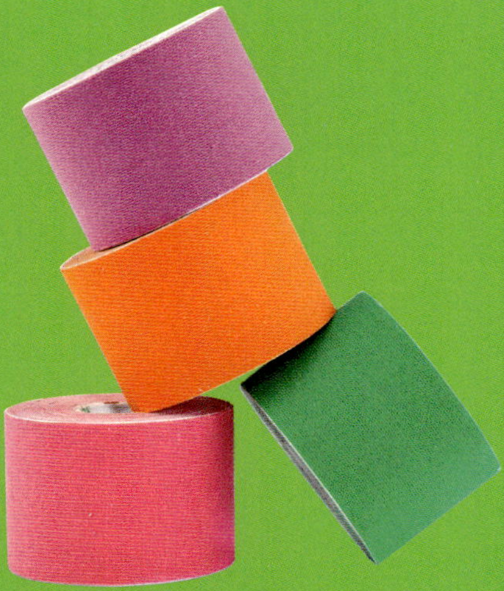

Einleitung

Kinesio-Tapes haben eine lange Entwicklungsgeschichte hinter sich und unterscheiden sich maßgeblich von starren Tapes. Material und Eigenschaften, Funktionsweise und Einsatzgebiete sowie Wirkung und Risiken lernen Sie im Folgenden kennen.

Geschichte des Tapens

Betrachtet man die lange Zeit der Nutzung von Verbänden zur Versorgung von Verletzungen, sind Kinesio-Tapes eine relativ junge Erfindung. Von den harzgetränkten Leinwandstreifen der Antike über mit Harzen versetzten Pflastermull und die Guttaperchapflaster am Ende des 19. Jahrhunderts bis hin zu modernen elastischen Tapes heutiger Tage war es jedoch eine lange Entwicklung.

Starre Verbände und Tapes

Starre Verbände sind schon seit Menschengedenken bekannt. Schon die alten Ägypter und Griechen nutzten Verbände, um verletzte Gelenke, Bänder und Sehnen ruhigzustellen und zu stabilisieren. Die lange geläufigen starren Verbände haben jedoch den Nachteil, dass sie die Bewegungsfreiheit der Muskulatur einschränken und teilweise sogar Blockaden auslösen können, die die Heilung behindern. Vor allem die Muskeln sind jedoch nicht nur für die Bewegung zuständig, sondern z. B. auch wichtig für den Lymphabfluss, den Blutkreislauf und die Regulierung der Körpertemperatur. So können z. B. Probleme wie Migräne oder Tinnitus u. U. auch muskulär bedingt sein. Funktionieren die Muskeln nicht richtig, führt dies zu Beschwerden.

Entstehung der Kinesio-Tapes

Hier setzt die Entwicklung der Kinesio-Tapes an. Erfunden wurden die elastischen Bänder (kinesis ist altgriechisch für „Bewegung“, Tape englisch für „Band“) und die entsprechende Klebetechnik in den 1970er-Jahren vom japanischen Chiropraktiker Dr. Kenzo Kase. Er experimentierte mit verschiedenen Methoden und Materialien, um einen Weg der Schmerzlinderung ohne Medikamente zu finden. Die dahinterliegende Idee ist, Muskeln, Gelenke und Nerven über die Haut zu beeinflussen. Kase arbeitete daher mit elastischen Tapes, die die Muskelbewegung unterstützen und die oberste Hautschicht anheben sollten, um die Blutzirkulation in den darunterliegenden verletzten Regionen zu verbessern. Die zunächst hautfarbenen Tapes testete er an Sumoringern, bei denen das Verletzungspotenzial besonders hoch ist. Über die Vereinigten Staaten und Teile Europas wurden die Tapes Ende der 1990er-Jahre im Leistungssport auch hierzulande populär.

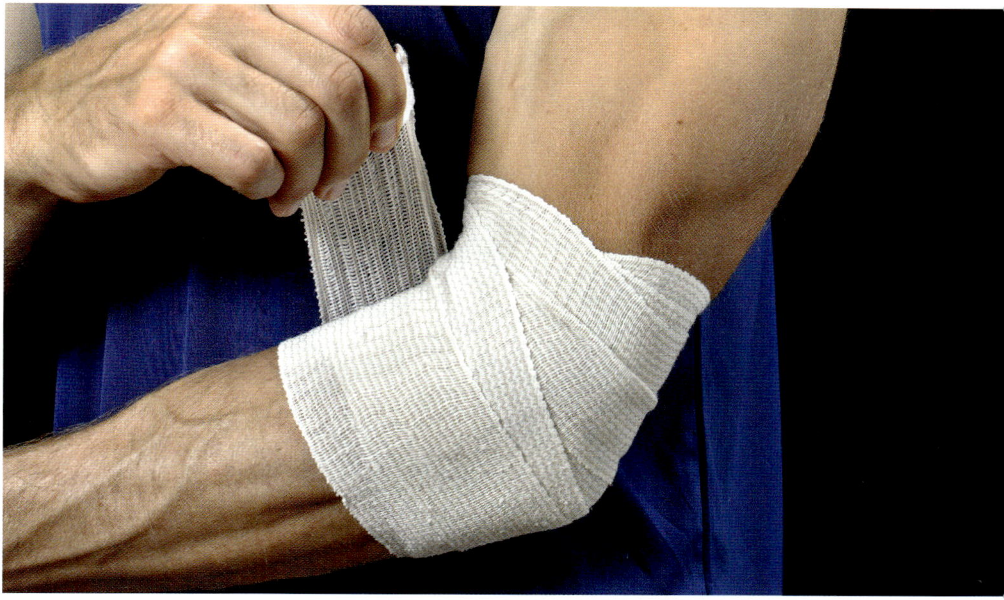

Kinesio-Tapes heute

Inzwischen haben sich Kinesio-Tapes nicht nur als Behandlungsmethode durchgesetzt, die Tapingmethoden wurden im Lauf der Zeit auch von verschiedenen Ärzten und Therapeuten weiterentwickelt. Inzwischen sind sie so verbreitet, dass nach Expertenschätzungen 30 bis 40 Prozent der Teilnehmer der letzten Olympiade die Vorteile des Tapens nutzten.

Was sind Kinesio-Tapes?

Kinesio-Tapes haben bestimmte Eigenschaften, die sie von starren Tapes unterscheiden und ihre besondere Wirkung auf der Haut ausmachen. Auch wenn inzwischen viele Kinesio-Tape-Marken erhältlich sind – einige entscheidende Merkmale haben sie alle gemein.

Material und Eigenschaften

Kinesio-Tapes ähneln in Dicke und Dehnbarkeit der Haut und sind durch synthetische Fasern elastisch wie Muskeln. Sie sind selbsthaftend, atmungsaktiv, hautfreundlich und hochflexibel. In Längsrichtung sind die Tapes etwa 140 Prozent dehnbar, in Querrichtung ist die Dehnbarkeit hingegen im Regelfall nur gering. Es gibt jedoch auch Tapes, die sich auch in Querrichtung

Tapes mit Zusatzstoffen meiden

Von Tapes, denen besondere Wirkstoffe oder Mineralien beigemischt sind, sollten Sie die Finger lassen. Vor allem bei Schwangeren sind hierbei die Auswirkungen auf das Kind nicht abzuschätzen.

dehnen lassen. Derartige Tapes werden z. B. bei Blutergüssen eingesetzt. Die Tapes sind luft- und schweißdurchlässig und wasserfest, etwa fünf Zentimeter breit und haben eine Oberfläche aus fein gewebter, reißfester Baumwolle oder elastischem Nylon. Nylontapes besitzen jedoch nicht die hautverträgliche Qualität der Baumwolle und eignen sich eher für kurzfristige, starke Belastungen. Da Kinesio-Tapes keine Wirkstoffe enthalten, beeinträchtigen sie weder gleichzeitig stattfindende medikamentöse noch homöopathische Behandlungen. Zudem enthalten Sie kein Latex und lösen daher selten Allergien aus.

Beschichtung der Tapes

Auf der Unterseite der Tapes befindet sich eine wellenförmig aufgebrachte selbstklebende Acrylbeschichtung, mit der das Tape direkt auf die Haut aufgeklebt wird. Die Wellenform sorgt für eine quer wirkende Kraft, die zusammen mit der Längsdehnung für die anhebende Wirkung des Tapes auf die Haut verantwortlich ist.

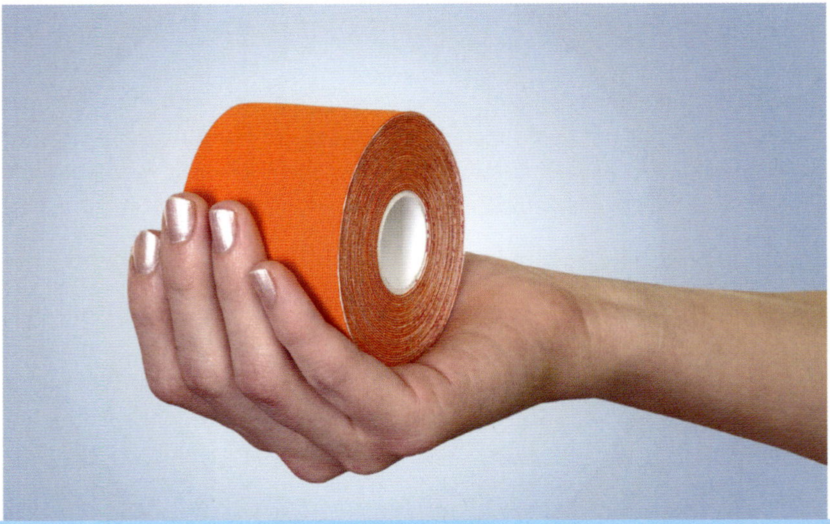

Acrylklebstoffe besitzen die Eigenschaft, sich bei Erwärmung auszudehnen und beim Abkühlen zusammenzuziehen. Da diese Beschichtung beim Erhitzen weich und beim Abkühlen wieder fest wird, wird das Kinesio-Tape beim Anreiben und über die Körperwärme aktiviert und bleibt so auf der Haut haften. Je nach Hersteller unterscheidet sich die wellenförmige Klebeschicht in Abstand, Dicke, Gestaltung und Steigung der Wellen. Zwischen den Wellen befinden sich kleberfreie Bereiche. Die wellenförmige Beschichtung gewährt eine bessere Haftung, und die Aussparungen halten die Flüssigkeits- und Luftzirkulation aufrecht. Die Tapes sind auf einer Trägerfolie aufgebracht, die vor dem Gebrauch vom Tape gelöst werden muss.

Vorteile zu anderen Therapien

Nachteile starrer Bandagen wie Probleme in puncto Passform und Tragekomfort z. B. Druckschmerzen, aufgeriebene Hautstellen, Stauungen und Zirkulationsprobleme sind beim Kinesio-Tape nicht zu befürchten. Kinesio-Tapes passen sich der Körperform an und sitzen dabei wie eine zweite Haut, ohne als störend empfunden zu werden und ohne die Bewegungsfreiheit einzuschränken. Sie sitzen rutschfest auf der Haut, ohne Druckstellen zu verursachen. Während sich bei starren Tapes die dadurch entlasteten Muskeln und Bänder durch die geringere Beanspruchung der Muskeln während der Ruhigstellung langsam zurückbilden, verläuft der Heilungsprozess bei den elastischen Kinesio-Tapes um einiges schneller. Bewegung unterstützt die Wirkung der Tapes. Sie geben nach und folgen der Muskulatur, entspannen Sehnen und Muskeln und ermöglichen eine Beanspruchung des Muskels. Hierdurch machen sie ein Rehabilitationstraining zum Muskelwiederaufbau unnötig. Im Gegensatz zur kurzen Tragedauer starrer Tapes können Kinesio-Tapes je nach Bedarf länger angewendet werden. Zudem kann man hiermit größere Areale behandeln. Der Drainage- und Massageeffekt wirkt rund um die Uhr und nicht nur für die Zeit der Sitzung beim Physiotherapeuten. Da

Kinesio-Tape oder starres Tape?

Trotz aller Vorteile von Kinesio-Tapes gibt es nach wie vor Verletzungen, die – zumindest in den ersten Tagen – den Einsatz starrer Tapes und eine Gelenkruhigstellung nötig machen. Die Entscheidung hierüber fällt im Zweifelsfall der behandelnde Arzt oder Therapeut.

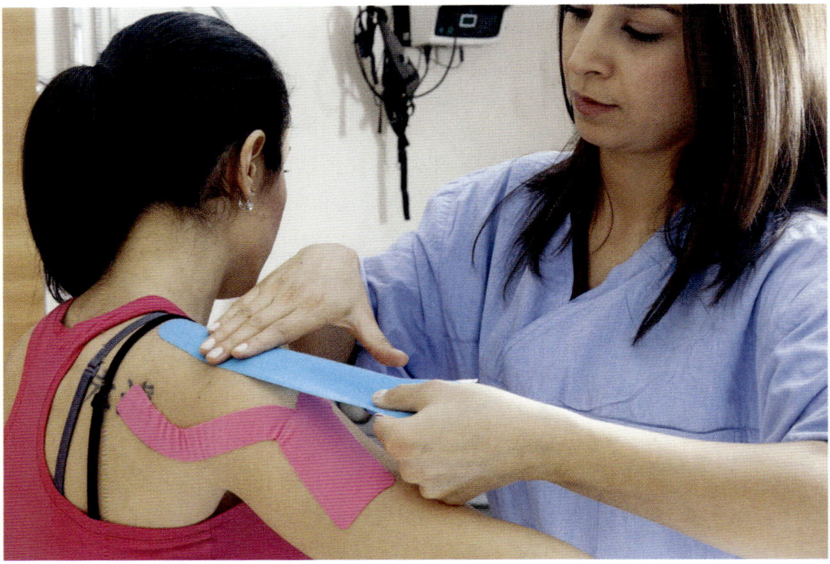

die Tapes mehrere Tage lang kleben bleiben, hält der Effekt deutlich länger an als jede physiotherapeutische Behandlung.

Einsatzbereiche der Tapes

Tapen ist eine Therapiemethode, die vor allem bei schmerzhaften Erkrankungen, besonders des Muskel-, Skelett- und Sehnenapparats, helfen sowie Entzündungen hemmen soll. Getapt werden können dabei – je nach Beschwerdebild – verschiedene Stellen, z. B. Rücken, Schultern, Knie, Nacken, Arme, Knöchel, Fersen, Ellenbogen oder Waden. Bei den nachfolgend beschriebenen Beschwerden kann das Tapen – je nach Beschwerde als alleinige Therapie oder zumindest unterstützend – hilfreich sein. Darüber hinaus gibt es noch viele weitere Einsatzgebiete.

Beschwerden des Bewegungsapparats

Über die Muskeln wirkt das Tapen bei Verspannungen (z. B. im Rücken oder Nacken), Muskelkrämpfen, muskulärem Hartspann, Muskelsteifigkeit und Überlastungsschmerzen. Aber auch Muskelverletzungen wie Muskelfaserrisse oder muskuläre Dysbalancen, bei denen es zu einem Ungleichgewicht zwischen Muskelgruppen (z. B. Bauch und Rücken) kommt, können mit Tapes behandelt werden. Zudem werden Tapes auch zur Muskelstärkung eingesetzt. Besonders im Sport kommen häufig Verletzungen durch Zerrungen, Prellungen und Verstauchungen vor. Kinesio-Tapes kommen bei Gelenkproblemen wie Knie-, Hüft-, Ellenbogen-, Schulter- und Sprunggelenksbeschwerden, Gelenkfehlstellungen, geschwollenen Gelenken, Gelenkverschleiß oder Gelenkinstabilität zum Einsatz. Auch ISG-Probleme (Gelenkblockierung), ausgerenkte Schultern, Gelenkerguss und Gelenkentzündungen sind mögliche Anwendungsgebiete. Zudem kann bei Kniescheibenbeschwerden wie z. B. einer Kniescheibenverrenkung, Meniskusbeschwerden, Kapselverletzungen und Schleimbeutelentzündungen oder bei einem neuen Hüft- oder Kniegelenk getapt werden. Weitere Indikationen sind Beschwerden der Hals-, Brust- und Lendenwirbelsäule, Fehlstellungen wie z. B. Wirbelsäulenfehlstellungen, X-Beine, Knick-, Senk-, Spreiz- oder Plattfüße, Hallux valgus (Schiefstand des Großzehs) sowie Bandscheibenprobleme. Das Tapen ist auch wirksam bei Sehnenbeschwerden wie Sehnenreizung (z. B. Achillessehnenreizung), Sehnenzerrung, Sehnenriss, Sehnen- und Sehnenscheidenentzündung und Sehnenansatzerkrankungen (Tennis- und Golferarm) sowie bei Bänderproblemen wie z. B. Bänderdehnung, Bänderzerrung und der Behandlung nach einem Bänderriss.

Weitere Beschwerden

Besonders bewährt haben sich Kinesio-Tapes auch in der Schmerzbehandlung. Das reicht von Schmerzen des Bewegungsapparats wie Rücken- und Schulterschmerzen, Karpaltunnelsyndrom oder Läuferknie bis hin zu Nervenschmerzen wie Neuralgien (Nervenentzündungen), Ischialgien, Hexenschuss oder neuropathischen Schmerzen (Schmerzen, die durch eine Schädigung oder Funktionsstörung des Nervensystems hervorgerufen werden). Auch Kopfschmerzen, Migräne oder Regelschmerzen, Osteoporoseschmer-

Unterstützende Therapie

Das Tapen kann fast alle Behandlungstechniken unterstützen, die der Schmerzlinderung, der Stoffwechselverbesserung und der Wiederherstellung der Muskel- und Gelenkfunktion dienen, wie z. B. die medikamentöse Therapie, die manuelle Therapie sowie die Kälte-, Magnetfeld- und Elektrotherapie. Auch Massageanwendungen, Lymphdrainage, Akupunktur, Akupressur oder Krankengymnastik können durch Kinesio-Tapes ergänzt werden.

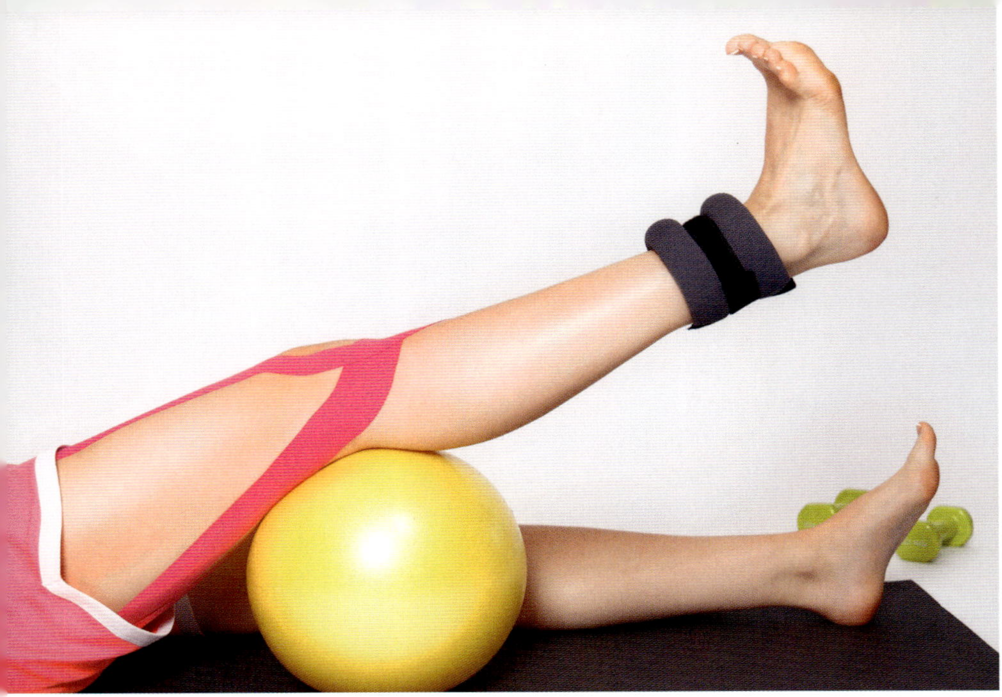

zen, rheumatische Schmerzen oder Arthrose können mithilfe von Kinesio-Tapes bekämpft werden. Ein weiterer großer Einsatzbereich der Tapes sind die Blut- und Lymphbahnen. Hier helfen sie z. B. bei Ödemen, Blutergüssen und Durchblutungsstörungen, aber auch bei der Lymphtherapie. Zudem werden sie in der Narbenbehandlung eingesetzt. Auch bei Beschwerden wie Blasenfunktionsstörungen, Verstopfung oder Inkontinenz, Schwindel oder Tinnitus finden Tapes Anwendung. Zudem können sie bei Erkältung, Asthma, Nasennebenhöhlenentzündung und Bronchitis hilfreich sein. Dasselbe gilt für die Linderung von Schwangerschaftsbeschwerden. Allerdings dürfen sie aus Sicherheitsgründen nicht im ersten Schwangerschaftsdrittel verwendet werden.

Funktionsweise des Tapens

Die große Bandbreite der Einsatzgebiete von Kinesio-Tapes beruht auf der unterschiedlichen Wirkungsweise der Tapes. Lymph- und Blutbahnen, Muskeln, Faszien, Sehnen, Bänder und Gelenke, Nerven und Organe reagieren gleichermaßen auf die Behandlung. Im Folgenden lernen Sie die Mechanismen hinter der Entstehung unterschiedlicher Beschwerden und die dementsprechenden Wirkungsmöglichkeiten von Kinesio-Tapes kennen.

Entstehung von Entzündungen

Entzündungen entstehen bei einer Schädigung des Gewebes, z.B. durch eine Verletzung. Um den Schaden zu reparieren, werden vermehrt weiße Blutkörperchen (Leukozyten) in den verletzten Bereich transportiert. Hierzu weiten sich die Adern, damit mehr Blut zum verletzten Bereich gelangt. Dies führt zu einer Rötung und Erwärmung der betroffenen Stelle. Die weißen Blutkörperchen wandern aus dem Blut durch die Gefäßwand in den geschädigten Bereich. Hier beseitigen sie zerstörte Gewebezellen und töten Krankheitserreger ab.

Bildung von Schwellungen

Bei Schwellungen und Entzündungen spielt das Lymphsystem eine entscheidende Rolle. Es durchzieht den gesamten Körper und ist u.a. verantwortlich für den Abtransport von Lasten wie z.B. überschüssigen Gewebeflüssigkeiten, Abfall- und Giftstoffen oder Zellresten. Diese Stoffe werden mit der Lymphflüssigkeit zu den Lymphknoten transportiert, wo Abwehrzellen zu große Partikel abbauen sowie Krankheitserreger und Fremdstoffe unschädlich machen. Lymphgefäße haben ferner die Aufgabe, aus dem Gewebe aufgenommene Lymphflüssigkeit dem Blutkreislauf zuzuführen. Kommt es nun zu einer Verletzung (z.B. beim Sport durch Umknicken oder durch Operationen) und damit zu Gewebeschäden, tritt verstärkt Flüssigkeit aus dem Blut durch die verletzten Gefäßwände in das umliegende Gewebe aus. Diese zusätzliche Flüssigkeit sowie Zellreste des zerstörten Gewebes muss die Lymphe abtransportieren. Ist das Lymphsystem damit überfordert, bilden sich Stauungen und damit Schwellungen, meist kommt es zu Wassereinlagerungen beispielsweise in den Füßen, Armen oder Beinen. Diese wiederum erzeugen einerseits durch die Dehnung des Gewebes Schmerzen. Andererseits ist hierdurch der Lymphfluss gestört und stagniert, was den Heilungsprozess und den Abbau der Schwellung behindert. Auch bei Veränderungen des Lymphsystems kann es zu einer Stauung von Lymphflüssigkeit kommen, sodass sich ein Ödem (Wassereinlagerung) bildet.

„Lymphdrainage" durch Kinesio-Tapes

Das Kinesio-Tape wird hierbei auf den vorgedehnten Muskel aufgeklebt. Es hebt die Haut bei jeder Bewegung leicht an und verschiebt sie gegen das Unterhautgewebe. Durch das Anheben der oberen Hautschicht vergrößert sich der Raum im Zwischengewebe. Hierdurch und durch die Massagewir-

Bitte beachten

Sind Lymphknoten (z. B. hinter den Ohren) deutlich tastbar angeschwollen, kann ein harmloser Infekt wie eine Erkältung dahinterstecken, aber auch eine gravierende Erkrankung. Bei unklaren Ursachen sollten Sie einen Arzt zurate ziehen. Da die Lymphflüssigkeit immer zum Lymphknoten hin abfließt, sollte dieser funktionstüchtig sein. Tapen Sie also nicht, wenn der entsprechende Lymphknoten verdickt ist. Sinnvoll ist es, das Lymphtape ergänzend zu einer manuellen Lymphdrainage zu verwenden. In akuten Fällen, z. B. bei Verletzungen mit Schwellungen, kann man jedoch auch zu Hause tapen.

kung bei Bewegungen werden Blut- und Lymphgefäße entlastet. Blut und Lymphflüssigkeit im darunterliegenden Gewebe können besser zirkulieren und abfließen, womit die Entgiftung gefördert wird und Ermüdungs- und Entzündungsstoffe abgebaut werden. So wirken die Tapes ähnlich wie eine Lymphdrainage. Druck und Schwellung im Gewebe oder im Bereich der Gelenke bzw. hierdurch entstandene Spannungsschmerzen werden reduziert. Bei jeder Bewegung wird der Stoffwechsel der darunterliegenden Faszien und Muskeln in der betroffenen Region angeregt, und die geschädigten Gewebsbereiche werden besser mit Sauerstoff und Nährstoffen versorgt. Auf diese Weise revitalisiert das Tape das Gewebe, Entzündungen und Schwellungen klingen rascher ab. Druck und Schmerz lassen nach und Blutergüsse werden schneller abgebaut – und das oft bereits kurz nach dem Tapen.

Entstehung von Schmerzen

Schmerzen begleiten meist Verletzungen oder Erkrankungen, können jedoch auch als Schmerzsyndrom ohne erkennbare Ursache ein eigenständiges Krankheitsbild sein. Je nach Ursache, z. B. Überbeanspruchung, Überdehnung, stumpfe Gewalteinwirkung wie Stöße oder Stürze oder falsche Bewegungen, können die Beschwerden verschiedenartig auftreten. Im Sport kommt es z. B. häufig zu Schmerzen der Muskeln oder Bänder, wenn man sich zuvor nicht ausreichend aufgewärmt hat. Kleine Anrisse der Sehnen oder Entzündungen können die Folge sein.

Die Schmerzwahrnehmung kommt durch die Reizung von Schmerzrezeptoren zustande. Dies sind Nervenfaserenden, die sich in Haut, Muskeln, Organen und Gelenken befinden und Schmerzreize an das zentrale Nervensystem weiterleiten. Die Schmerzinformation wird in Form von elektrischen Strömen durch Nervenfasern an das Rückenmark weitergeleitet. Dort entstehen unbewusste Reflexe, z. B. das Abwenden der verletzten Stelle vom Schmerzauslöser (z. B. Heranziehen der Hand zum Körper, nachdem man sie sich an der Wand gestoßen hat) oder Verspannung als Reaktion auf einen Schmerzzustand. Zudem werden die Schmerzimpulse hier in chemische Botenstoffe umgewandelt und über das zentrale Nervensystem in das Gehirn geleitet, wo der Schmerz und sein Ausgangspunkt in der Hirnrinde bewusst wahrgenommen werden. Man unterscheidet zwischen akuten Schmerzen, die ein wichtiges Warnsignal des Körpers sind und nach Beseitigung der Ursache meist nach einigen Stunden oder Tagen verschwinden, und chronischen Schmerzen, die länger als drei Monate anhalten, bzw. wiederkehrenden Schmerzen. Letztere bestehen losgelöst von der Ursprungserkrankung und haben ihre Signalwirkung verloren.

Gate-Control-Theory

An diesem Punkt setzen Schmerztapes an. Viele Schmerzrezeptoren liegen in der Lederhaut (Dermis), der zweiten Hautschicht, teilweise auch in der obersten Hautschicht, der Oberhaut (Epidermis). Somit können diese gut über Kinesio-Tapes beeinflusst werden. Die Tapes werden bei Schmerzen maximal gedehnt aufgeklebt und regen so die hauteigenen Mechanorezeptoren an. Diese spezialisierten Zellen sind dafür zuständig, mechanische Reize (z. B. Druck, Dehnung oder Berührung) aufzunehmen und die entsprechenden Informationen über die Nerven weiterzuleiten. Sie registrieren die mechanischen Reize des Tapes bei jeder Körperbewegung und wandeln sie in Nervenimpulse um.

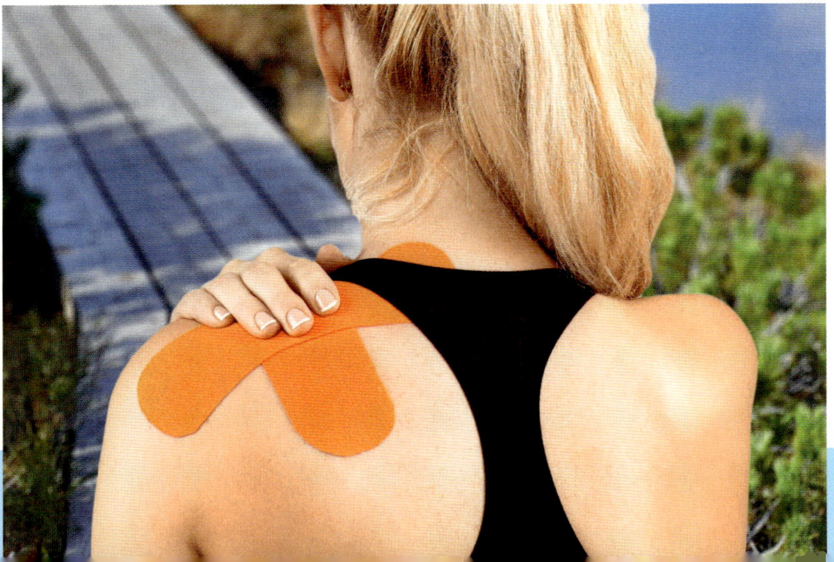

Die Reize der Mechanorezeptoren laufen über denselben Kanal ins Rückenmark wie der Schmerzreiz. Da Berührungsreize und Muskelempfindungen durch dickere, schnellere Nervenfasern geleitet werden als Schmerzreize, werden diese schneller und stärker übertragen. Somit hemmen sie die Schmerzweiterleitung und mildern die Stärke der Schmerzwahrnehmung ab. Grundlage hierfür ist die sogenannte Gate-Control-Theory (Kontrollschrankentheorie). Diese besagt vereinfacht, dass der Schmerzreiz auf seinem Weg ins Gehirn verschiedene Tore passieren muss. Sind diese jedoch durch das Vorhandensein eines anderen Reizes versperrt, wird der Schmerzreiz blockiert und vom Gehirn nicht mehr oder nicht vollständig wahrgenommen. Diesen Effekt eines Hautkontakts bei Schmerzen nutzen wir unbewusst, wenn wir uns z. B. nach einer Stoßverletzung über die betroffene Stelle reiben. Auch die Massage der Haut durch das Tape funktioniert auf diese Weise.

Weitere Wirkungsweisen bei Schmerzen

Ein weiterer Mechanismus, der zur Schmerzlinderung beiträgt, ist die zuvor erwähnte Anregung von Durchblutung, Lymphfluss und Stoffwechsel durch den sogenannten „Liftingeffekt" des Tapes. Beim Schmerztape (siehe S. 54 f.) wird die anhebende Funktion des Kinesio-Tapes auf die Haut weiter verstärkt. Dies wiederum trägt zum Abbau von Schmerzhormonen und entzündungsfördernden Stoffen bei. Hierdurch wird eine schmerzfreie, natürliche

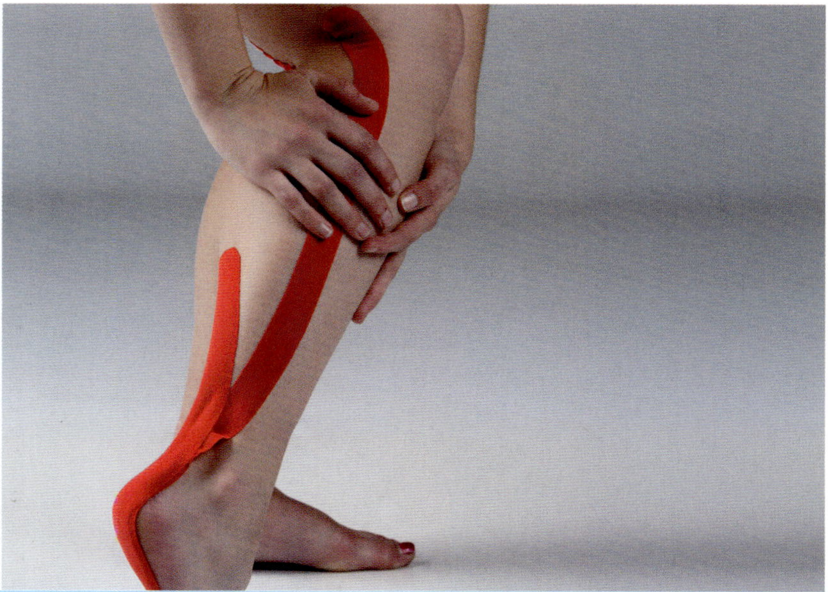

Schmerzen behandeln mit Cross-Tapes

Mithilfe von Cross-Tapes (siehe S. 49f.) lassen sich sogenannte Triggerpunkte behandeln. Dies sind kleine schmerzhafte Verhärtungen in der überlasteten Muskulatur oder den Faszien, gelegentlich auch an Bändern und Sehnen, die von Fehlbelastungen, Fehlhaltungen und Gelenksfehlfunktionen herrühren und die wiederum zu weiteren Fehlbelastungen und Fehlhaltungen führen können. Sie sind übererregbar und druckempfindlich und können Schmerzen an anderen Stellen bedingen.

Bewegung gewährleistet, Schonhaltungen und Verspannungen werden vermieden, und die Heilung wird beschleunigt.

Der Muskeltonus

Im Wachzustand des Menschen befinden sich die Muskeln andauernd in einer leichten Anspannung. Bei diesem Zustand, in dem die Muskeln nicht aktiv tätig sind, sondern lediglich dazu dienen, dass wir ohne bewusste Anstrengung stehen oder sitzen können, spricht man vom Muskelgrundtonus. Der Muskeltonus verändert sich je nach Beanspruchung der Muskulatur. Bei Muskelüberlastung etwa können kleine Risse im Muskelbindegewebe entstehen. Dabei tritt Flüssigkeit aus und führt zu einer Druckerhöhung. Dies wiederum reizt Druck- und Schmerzsensoren. Die Folge sind Schmerzen, Schwellungen, Steifigkeit und Erhöhung der Muskelspannung. Andererseits kann sich die Muskelspannung, z. B. nach Operationen, auch verringern.

Regulierung der Muskelspannung

Kinesio-Tapes regen, wie bereits dargestellt, die Mechanorezeptoren der Haut an (siehe S. 19f.). Die entsprechenden Nervenreize erreichen auch das tiefer liegende Gewebe (Muskeln, Nerven, Sehnen). Hierdurch erhöht (Anspannung) oder reduziert (Entspannung) sich die Muskelspannung – je nachdem, wie die Tapes aufgeklebt werden (siehe S. 50). So können Sie mithilfe der Kinesio-Tapes Verspannungen reduzieren oder die Muskulatur in ihren Normaltonus zurückführen, um eine maximale Kraftentfaltung zu ermöglichen. Tapes verbessern zudem die Durchblutung und machen Muskeln somit leistungsstärker. Außerdem helfen sie dabei, Muskelkater abzubauen und vorbeugend kleinere Muskelverletzungen zu vermeiden.

Vermeidung von Schonhaltungen

Ein Folgeproblem bei Muskelbeschwerden sind Schonhaltungen. So nimmt man beim Versuch, durch Verspannungen oder Verletzungen schmerzende Muskelpartien zu entlasten, oftmals eine Schonhaltung ein, die wiederum andere Muskelpartien überlastet. Kinesio-Tapes helfen dabei, aus diesem Teufelskreis auszubrechen, indem sie die Ursachen der Schonhaltung beseitigen und damit weitere Schädigungen verhindern.

Muskuläre Dysbalancen

Außerdem lassen sich mithilfe von Tapes muskuläre Dysbalancen (Ungleichgewichte) korrigieren. Die Muskeln im Körper arbeiten meist in Gruppen zusammen wie z. B. die vorderen Unterschenkelmuskeln einerseits und die Wadenmuskeln andererseits. Zieht sich der eine Muskel zusammen und wird kürzer (Beuger), dehnt sich der andere und wird dabei länger (Strecker). Im Idealfall sind diese Muskelgruppen gleich elastisch und gleich stark. Ist dies nicht der Fall und ist eine der beiden Muskelgruppen zu stark oder zu steif, entstehen Dysbalancen und damit gleichzeitig auch häufig Beschwerden. Durch Tapen kann die Spannung im Muskel gezielt auf- oder abgebaut werden, sodass das Gleichgewicht zwischen den Muskelgruppen wiederhergestellt wird.

Muskelschmerzen

Durch Überbelastung der Muskeln können sich kleinste Risse im Bindegewebe des Muskels bilden. Die hierbei austretende Flüssigkeit führt zu einer Druckerhöhung, was wiederum Druck- und Schmerzsensoren reizt. Schmer-

Beugen Sie vor

Je trainierter die Muskeln sind, desto besser können sie Knochen und Gelenke unterstützen. Gerade Gelenke produzieren die für ihre Nährstoffversorgung wichtige Gelenkschmiere nur durch Bewegung. Wird diese vernachlässigt, kann es sogar zum Knorpelschwund kommen – mit eingeschränkter Beweglichkeit und schmerzhaften Entzündungen als Folge. Regelmäßige Bewegung hilft hier, Beschwerden vorzubeugen. Respektieren Sie jedoch auch die Grenzen Ihrer Leistungsfähigkeit. Wer seine Muskulatur überstrapaziert, riskiert ebenfalls Beschwerden wie z. B. Muskelverhärtungen.

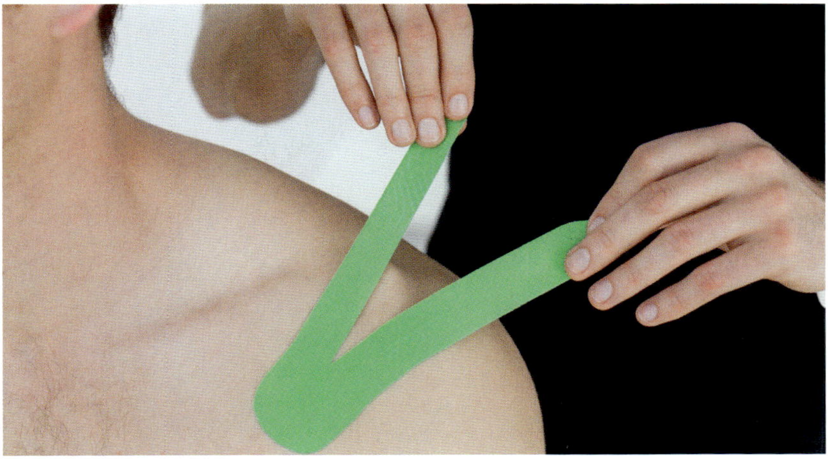

zen, Schwellungen, Verspannungen und Steifigkeit können die Folge sein. Die Wirkung von Kinesio-Tapes bei diesen Schmerzen ist in den vorhergehenden Abschnitten beschrieben.

Lösen von Faszienverklebungen

Faszien bestehen aus spinnennetzartig aufgebauten weißen Bindegewebsfasern, die die Muskeln, Nerven, Blutgefäße und Organe wie eine Hülle umgeben bzw. durchdringen. Sie haben u. a. die Funktion, das Gewebe zusammenzuhalten. Wenn die Ableitung der Lymphflüssigkeit zwischen den Faszien infolge von Verspannungen gestört ist und sich ein Lymphstau bildet, können Faszien verkleben und verhärten. Auch Fehlbelastungen oder Bewegungsmangel schädigen die Faszien, denn sie werden durch Bewegung gestärkt. Dies kann Muskelschmerzen, Verspannungen, schmerzhafte Bewegungseinschränkungen und Entzündungen nach sich ziehen. Die Faszien liegen z. T. direkt unter der Haut und lassen sich dadurch sehr gut durch leichten Druck oder Zug beim Tapen beeinflussen. Kinesio-Tapes lösen die Verklebungen, lockern Verhärtungen und fördern die Elastizität der Faszien. Schmerzen und Entzündungen werden gelindert, und die Beweglichkeit wird erhöht.

Funktion von Bändern und Sehnen

Bänder dienen der Verbindung zwischen den Knochen und verstärken, führen und stabilisieren die jeweiligen Gelenke (z. B. um ein Umknicken zu verhindern). Sehnen dagegen verbinden Muskeln und Knochen und dienen der Kraftübertragung vom Muskel auf den Knochen. Die überwiegende Mehrzahl der Bänder und Sehnen sind nur minimal dehnbar. Mechanorezeptoren (siehe S. 19f.) und Nerven geben Informationen über Stellung und Bewegung des Gelenks weiter und können Dehnung und Schmerzen wahrnehmbar machen. Zusammen mit Muskeln und Kapseln sind sie an der Steuerung der Gelenkbewegung beteiligt, indem sie Gelenkdruck, Kapselspannung und Bewegung registrieren und diese Informationen über das Rückenmark an die Muskeln des jeweiligen Gelenks weiterleiten. Auf diese Weise kann sich die Muskulatur der jeweiligen Situation anpassen.

Unterstützung der Gelenke

Tapes stützen Bindegewebe und Gelenke und unterstützen, entlasten und stabilisieren Bänder und Sehnen. Bei Sehnenverletzungen kann das Tapen Verklebungen von Sehnen und Sehnenscheiden sowie Wucherungen von Narbengewebe reduzieren und hierdurch die Heilung und Funktionswiederherstellung unterstützen. Durch das Tapen wird zudem die Herstellung von Kollagen im Körper angeregt. Dies ist ein Struktureiweiß, das als wichtiger Bestandteil u.a. in Bindegewebe, Knochen, Haut, Knorpeln und Bändern vorkommt. Es ist von Bedeutung für die Widerstandsfähigkeit der Knorpel, die Flexibilität von Knochen und die Reißfestigkeit von Sehnen und Bändern. Hierdurch können geschädigte Knorpel besser wiederaufgebaut und Gelenke regeneriert werden. Durch den Massageeffekt der Tapes und die ermöglichte Bewegungsfreiheit wird außerdem die Bildung von Gelenkflüssigkeit angeregt, und der Gelenkstoffwechsel sowie die Knorpelernährung werden verbessert. Durch die Wirkung auf die Muskelspannung lassen sich auch Gelenkfehlstellungen behandeln und die Haltung lässt sich verbessern. Zudem kann die Gelenkfunktion durch Korrekturanlagen stabilisiert werden.

Verbesserung der Propriorezeption

Studien deuten darauf hin, dass bei der Verwendung von Kinesio-Tapes über die Stimulierung der Nerven auch die sogenannte Propriorezeption, also die Wahrnehmung der Körperlage und -bewegung, verbessert wird. Propriorezeptoren leiten z.B. Informationen über Muskelspannung, Gelenkstellung sowie die Position und Bewegung des Körpers im Raum an das zentrale Nervensystem weiter. Kinesio-Tapes regen die Hautrezeptoren an und leiten zusätzliche Informationen über die Belastung des betroffenen Körperteils

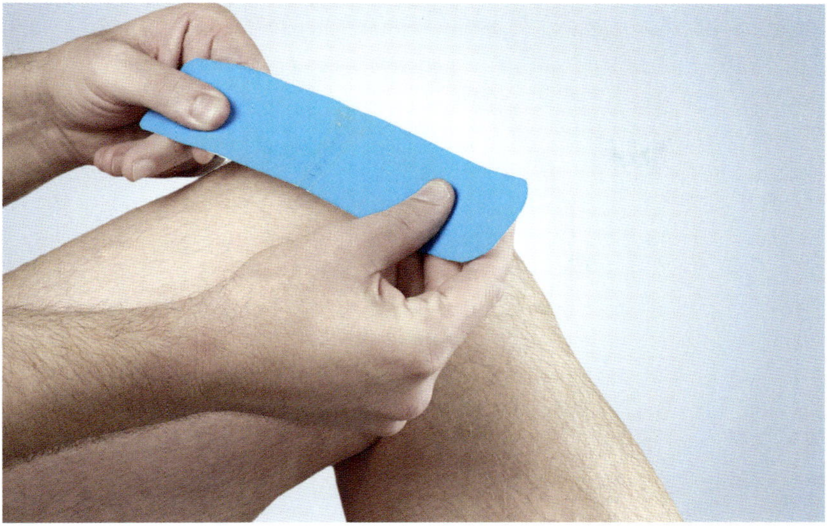

an das Gehirn. Fehlhaltungen und Überbelastungen können somit besser wahrgenommen werden. Somit wird die Kontrolle dieses Körperteils gesteigert, die Spannung der Muskulatur kann optimal angepasst und die Stabilität der Gelenke gefördert werden. Hierdurch unterstützen die Tapes den Körper bei der richtigen Bewegung und verbessern das Bewegungsgefühl und die Beherrschbarkeit des Bewegungsapparats, was die betroffenen Körperstellen entlastet. Die sicherere Ausführung von Bewegungen wird ermöglicht und der Selbstheilungsprozess beschleunigt.

Wirkung auf die Organe

Über reflektorische Verbindungen sind bestimmte Hautbereiche mit inneren Organen verbunden. Diese Wirkung beruht auf einer Entdeckung des englischen Neurologen Sir Henry Head. Die nach ihm benannten Head'schen Zonen sind Hautzonen, die über das Nervensystem mit bestimmten inneren Organen verbunden sind. Ist ein bestimmtes Organ erkrankt, kann sich dies durch Schmerzen in der zugehörigen Hautzone bemerkbar machen. Andererseits kann man jedoch auch über die Behandlung einer bestimmten Hautzone das entsprechende innere Organ positiv beeinflussen. Man kennt dies etwa aus der Reflexzonenmassage, bei der z. B. bestimmte Punkte auf Füßen oder Händen behandelt werden, um auf die ihnen zugeordneten Organe zu wirken. Wird etwa der Bereich über dem Kreuzbein behandelt, ist dies mit einer Wirkung auf Blase und Unterleib verbunden. Auch Tapen beeinflusst über Rezeptoren auf der Hautoberfläche die tiefer liegenden Strukturen und organbezogene Hautzonen, sodass auch organische Beschwerden wie z. B. Inkontinenz oder Regelschmerzen durch Kinesio-Tapes behandelt werden können.

Prävention

Kinesio-Tapes werden aufgrund der stabilisierenden und durchblutungsanregenden Wirkung beim Sport auch zur Vorbeugung von Verletzungen des Skelett-, Muskel- und Sehnenapparats eingesetzt. Mithilfe der Tapes kann man Reizungen und Überlastungen vermeiden, bestimmte Muskelbereiche stabilisieren und ihre Funktion verbessern. Sie können die Ermüdung der Muskeln bei starker körperlicher Belastung und die hiermit zusammenhängenden Überlastungssymptome verzögern, z. B. um beim Marathonlaufen die Krampf- und Verspannungsneigung herabzusetzen. Als Schutz- und Stütztapes sollen sie Folgen von Zerrungen, Stauchungen und Stößen mindern und Überkontraktionen der Muskeln verhindern. Auch die Nervenleitgeschwindigkeit und damit die Reflexe kann Tapen verbessern. Hierzu wendet man die Tapes ganz gezielt nur für einige Stunden an. Allerdings wird die Prävention vielfach auch kritisch gesehen. Vorrangig ist der Einsatz der

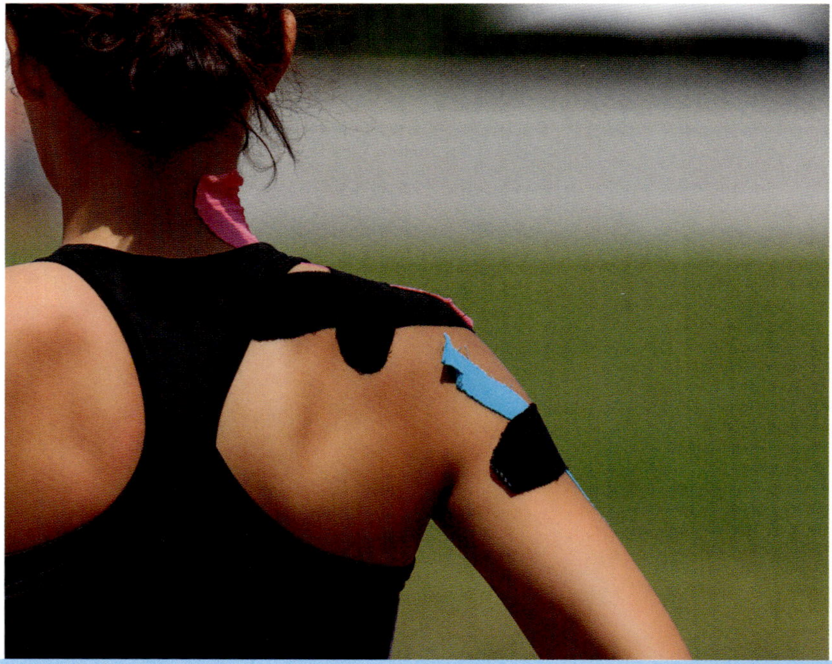

Achtung

Die Selbsthilfe mit Kinesio-Tapes kann einen Arzt nicht ersetzen. Ungeklärte Beschwerden sollten daher immer ärztlich abgeklärt werden, um ihre Ursache herauszufinden. Gerade bei chronischen Beschwerden darf das Tapen keinesfalls als einzige Behandlung eingesetzt werden und nur in Absprache mit dem behandelnden Arzt oder Therapeuten erfolgen.

Tapes bei vorhandenen Beschwerden angezeigt. Und bei schwereren Verletzungen oder Beschwerden sollte man es vermeiden, wie gewohnt weiterzutrainieren, da sonst schwerwiegende Schäden eintreten können. Denn auch getapt benötigt der Muskel eine gewisse Regenerationszeit. Zudem sollte man stets beachten, dass Tapen ein ausreichendes Aufwärmen vor dem Sport nicht ersetzen kann und dass durch die vermeintliche Sicherheit des Tapes die Gefahr der Nachlässigkeit gegeben ist, was wiederum das Verletzungsrisiko erhöht.

Rehabilitation

Bei geschwächten und unterbeanspruchten Muskeln, z. B. nach längeren Ruhezeiten infolge von Verletzungen oder Operationen, können Kinesio-Tapes therapiebegleitend in der Rehabilitation eingesetzt werden. Durch eine verbesserte Körper- und Bewegungswahrnehmung, eine Regulation der Muskelspannung, eine bessere Durchblutung und den besseren Abtransport von Abfallstoffen über das Lymphsystem wird der Heilungsprozess beschleunigt. Nach Operationen können Kinesio-Tapes zudem die Wundheilung unterstützen (Achtung: nicht über offene Wunden tapen).

Wundermittel oder Placebo?

Berichte von Anwendern über den Erfolg der Behandlung mit Kinesio-Tapes sind zahlreich. Vor allem viele Spitzensportler schwören auf ihre Wirkung. Die Wirksamkeit von Kinesio-Tapes ist allerdings bislang nicht eingehender wissenschaftlich belegt und wissenschaftliche Untersuchungen sind noch rar. Lediglich in einer amerikanischen Studie mit Schulterschmerzpatienten wurde im Vergleich zu Placebotapes eine schnellere Schmerzreduktion des

Bewegungsschmerzes festgestellt. Eine weitere Studie fand heraus, dass Patienten mit Muskelverspannungen mit einer Kinesio-Tape-Behandlung und Bewegung nach deutlich kürzerer Zeit keine Beschwerden mehr verspürten als eine Kontrollgruppe, die mit physiotherapeutischen Maßnahmen, Schmerzmitteln und Wärmeanwendungen in Verbindung mit gleichzeitiger Schonung behandelt wurde. Bildbelege weisen zudem auf einen erhöhten Flüssigkeitstransport durch Kinesio-Tapes hin: Hierbei wurden Tapestreifen auf großflächige Blutergüsse geklebt. Die Bereiche, die dabei frei blieben, heilten weniger schnell ab als die getapten Stellen. Laut einer neuseeländischen Meta-Studie scheinen sich in einzelnen Bereichen zwar positive Effekte zu zeigen (z. B. Muskelkraft, Gelenkbeweglichkeit), für eine therapeutische Empfehlung reichten diese jedoch nicht aus. Allerdings ist Tapen bei vielen Physio- und Ergotherapeuten, Orthopäden, Osteopathen und Hebammen, in Kliniken und Rehazentren, bei Allgemein- und Sportmedizinern sowie Heilpraktikern mittlerweile gängige Praxis. Gegen den zeitlich begrenzten Einsatz ist in der Regel nichts einzuwenden, vor allem wenn die Tapes dem Anwender eine psychologische Sicherheit verleihen.

Bedeutung der Farben

Inzwischen sind Kinesio-Tapes in vielen verschiedenen Farben erhältlich. Über die Bedeutung der Farben gibt es selbst unter Experten ganz unterschiedliche Meinungen. Einige Therapeuten überlassen die Farbwahl gänzlich dem Geschmack ihrer Patienten, andere halten sich strikt an die kinesiologische Farbenlehre. Demnach entscheidet die Farbe des verwendeten Tapes bzw. deren psychische Wahrnehmung über seine Wirkung. Hinsichtlich der Beschichtung und Wirkung unterscheiden sich die verschiedenfarbigen Tapes hingegen nicht. Nachgewiesen ist die Wirkung von Bestrahlung mit farbigem Licht auf Blutdruck und Pulsfrequenz. So wird sich ein fiebriger Patient in Räumen mit kühlem blauen Licht wohler fühlen, bei Frösteln bevorzugt man hingegen warme Töne wie Rot, Orange oder Gelb. Die verschiedenen Wellenlängen des Lichts, die die Farben ergeben, wirken hierbei nicht nur über die Netzhaut des Auges, sondern auch über die Haut.

Blau und Violett

Blau soll kühlend, beruhigend, entspannend, hemmend und neutralisierend wirken und eignet sich bei akuten Schmerzen, Verspannungen, Rötungen,

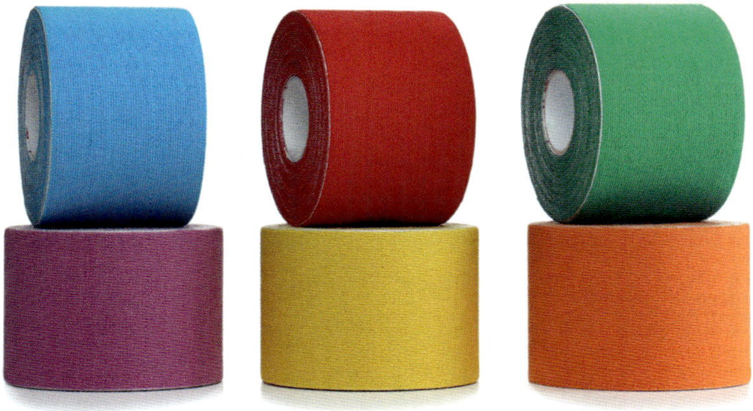

Ergüssen, Prellungen, Entzündungen, Schwellungen sowie leichten Muskel-, Band- und Sehnenverletzungen. Ebenso wie Blau wirkt Violett entspannend und ausgleichend auf das zentrale Nervensystem.

Rot, Pink und Orange

Rot bzw. Pink soll wärmend und anregend wirken, die Durchblutung und den Stoffwechsel fördern und die Muskulatur aktivieren. Ebenso werden Migräne und Tinnitus sowie chronische Erkrankungen, die nicht mit einer Wärmeentwicklung verbunden sind (z. B. Arthrose), mit roten Tapes behandelt. Anhaltende, dumpf-ziehende Beschwerden sprechen oft gut auf Pink an. Auch Orange soll wärmend, stimulierend, kräftigend und aufbauend auf das geschädigte Gewebe wirken. Orangefarbene Tapes sollen darüber hinaus den Lymphfluss und das Immunsystem aktivieren, die Entgiftung fördern und die Zellerneuerung unterstützen. Verwendet werden rote, pink- und orangefarbene Tapes außerdem bei Muskelschwäche. Bei Entzündungen und frischen Verletzungen sollten sie hingegen nicht angewendet werden.

Beige, Braun, Weiß und Schwarz

Beige und Braun als neutrale Farben können jederzeit eingesetzt werden. Man verwendet sie u. a. auch zur Anregung des Lymphflusses. Auch Weiß gilt als neutral. Beige wird darüber hinaus bei psychischen Beschwerden, Nervenverletzungen sowie an Stellen wie Hals oder Gesicht verwendet, wenn das Tape nicht sofort sichtbar sein soll. Schwarz soll wie Braun eine stabilisierende Wirkung haben und wird vor allem von Sportlern gern verwendet.

Verbindung der Farben mit den Körperbereichen

Einige Therapeuten ordnen die Farben auch einzelnen Körperbereichen und Organen zu: So wird Grün z. B. für den Brustmuskel und die Leber verwendet, Gelb für den Oberarmbeuger und Schwarz für Lymphe und Nieren. Empfinden Sie eine bestimmte Farbe als unangenehm, sollten Sie das Tape entfernen und es mit einer anderen Farbe versuchen.

Gelb und Grün

Gelbe Bänder sollen positive Auswirkungen auf Stimmung und Stoffwechsel haben, das Wohlbefinden fördern, harmonisieren sowie das Lymph- und Immunsystem unterstützen. Daneben kann Gelb auch den Heilungsprozess positiv beeinflussen. Grün soll ebenfalls harmonisierend wirken, die Regeneration fördern und wird häufig für organische Beschwerden verwendet.

Risiken und Vorsichtsmaßnahmen

Wie bereits erwähnt, treten Nebenwirkungen bei Kinesio-Tapes äußerst selten auf. Dennoch gibt es Fälle, in denen Sie vorsichtig sein oder ganz auf das Tapen verzichten sollten. Lesen Sie im Folgenden, was Sie vor der Anwendung der Tapes unbedingt beachten sollten.

Risiken

Im Regelfall sind die Tapes frei von Nebenwirkungen. Da sie keine Wirkstoffe enthalten, sind selbst bei empfindlicher Haut Irritationen oder allergische Reaktionen sehr selten. In Einzelfällen treten Unverträglichkeiten mit Hautreaktionen auf. Es können sich durch die Spannung Blasen bilden, wenn z. B. die Tapeenden nicht ohne Dehnung aufgeklebt werden. Beim Aufkleben der Tapes sollten Sie außerdem darauf achten, nicht zu viel Druck auf die betroffene Region auszuüben. Hierdurch könnten die Nervenbahnen und Blutgefäße abgeschnürt werden, was Schwellungen und eine erhöhte Verletzungsanfälligkeit zur Folge haben kann. In welchen Fällen das Tape unverzüglich zu entfernen ist, ist im zweiten Kapitel unter den Abschnitten „Kontrolle“ (siehe S. 46) bzw. „Jucken und Hautrötungen“ (siehe S. 58) beschrieben.

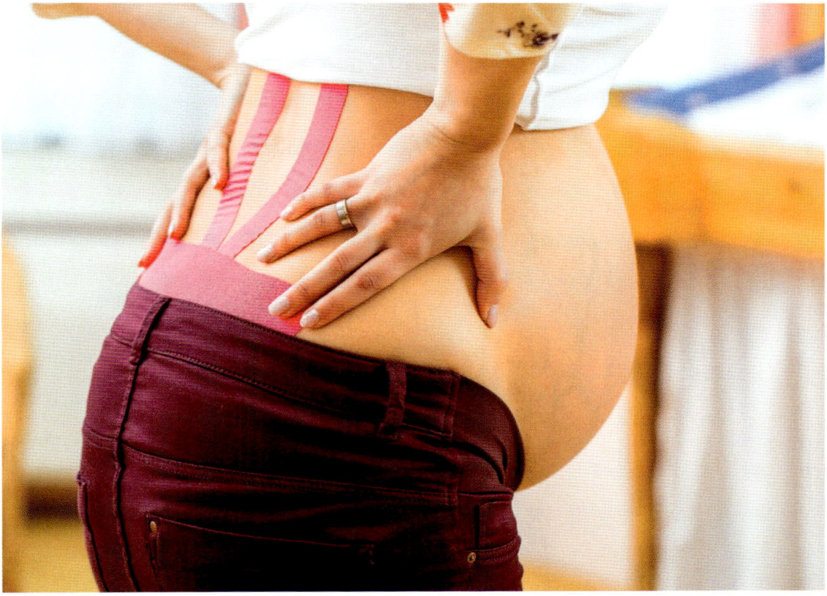

Kontraindikationen

Bei sehr dünner Haut (auch „Pergamenthaut“ genannt), rauer Haut, offenen, entzündeten oder nässenden Wunden, Hautverbrennungen, frischen Narben und Hautentzündungen (z. B. Neurodermitis, Ekzeme, Schuppenflechte) oder -reizungen sowie anderen Hauterkrankungen (z. B. Pilzinfektionen) sollten Sie Tapes nicht anwenden, da es hier zu gefährlichen Unverträglichkeitsreaktionen kommen kann. Ebenso ist bei Gefäßentzündungen, unklaren Neuralgien und Entzündungen, frischen Knochenbrüchen, und einer bekannten Allergie gegen Acrylklebemittel darauf zu verzichten. Weitere Kontraindikationen sind maligne Tumore, Bestrahlung oder Chemotherapie, Cortisonlangzeittherapie, durch Nieren- oder Herzerkrankungen verursachte Schwellungen und unklares Fieber. Auch Schwangere im ersten Schwangerschaftsdrittel und mit Schwangerschaftsproblemen wie frühzeitigen Wehen sollten die Anwendung unterlassen. Schwangere sollten auch im Becken- und Bauchbereich nicht getapt werden. Bei größeren Ödemen kann die Flüssigkeitszufuhr über das Lymphsystem zu den Venen stark ansteigen, was das Herz sehr belastet. Daher sollten Menschen mit Herzschwäche von dieser Therapie ebenfalls absehen.

Anwendung nur in Absprache mit dem Arzt

Bei Beschwerden wie Durchblutungsstörungen und Gefäßerkrankungen (z. B. Thrombosen, Diabetes, Krampfadern) sollte die Anwendung nur in Absprache mit einem Arzt erfolgen. Dasselbe gilt für Blutgerinnungsstörungen, bei der Einnahme blutverdünnender Medikamente oder bei einer hoch dosierten Einnahme von Schmerzmitteln und bei bakteriellen Infektionen. Auch wenn Bewegungsabläufe, Haltungen und Kiefergelenksdysfunktionen korrigiert werden sollen, ist zuvor ein Arzt zurate zu ziehen. Zudem ist es notwendig, bei Vorliegen einer psychosomatischen Erkrankung (z. B. ausgelöst durch Depressionen) die Ursache der Erkrankung mitzubehandeln.

Empfindliche Haut

Kinesio-Tapes sollten nicht über Pickeln, Verbrennungen, Ausschlägen oder gereizten Hautstellen aufgebracht werden. Vorsichtig sollten Sie bei erschlafftem Bindegewebe, dünner, faltiger und empfindlicher Haut sein, da es hier zu Blutergüssen kommen kann. Hier sollten Sie stets mit sehr wenig Zug arbeiten und darauf achten, dass sich keine Hautfalten bilden. Vorsicht gilt in diesen Fällen auch für das Entfernen des Tapes (siehe S. 61).

Allergische Reaktionen

Allergische Reaktionen sind sehr selten und kommen oft in Zusammenhang mit Medikamenteneinnahme bzw. erhöhtem Alkohol- oder Nikotinkonsum vor, wobei die Giftausscheidung durch das Tape angeregt wird – mit der Folge von möglichen Hautreaktionen. Wer hier unsicher ist, kann ein kleines Tapeelement 24 Stunden lang auf der Arminnenseite testen, bevor er das Tape verwendet. Treten allergische Reaktionen (z. B. stärkerer Juckreiz, Brennen, ziehende Schmerzen) auf, sollte das Tape sofort entfernt werden. Auch wenn

Achtung

Bei plötzlich einsetzenden, starken und anhaltenden Beschwerden sollten Sie unbedingt einen Arzt aufsuchen, um gravierendere Schäden oder Erkrankungen auszuschließen. Abzuraten ist auch von einer langfristigen Anwendung, da die Gewöhnung an den fremden Reiz die Rückkehr zum natürlichen Bewegungsmuster erschweren und Folgeschäden herbeiführen kann.

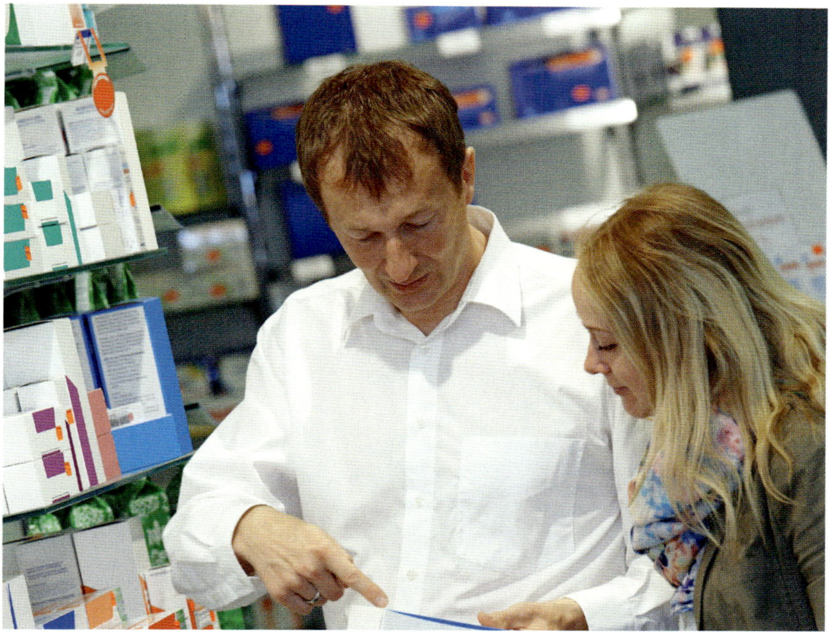

sich nach dem Entfernen des Tapes Quaddeln oder andere Hautveränderungen zeigen, ist von der Verwendung Abstand zu nehmen. Kleinere Rötungen nach Abnehmen des Tapes sind meist unproblematisch. Es lohnt sich hier, verschiedene Farben und Marken auszuprobieren. Kommen allergische Reaktionen vor, klingen sie in der Regel nach einem bis zwei Tagen ab (eventuell unter zusätzlicher Anwendung von Antihistaminika auf Gel- oder Salbenbasis). Bei stärkeren allergischen Reaktionen sollten Sie Ihren Hausarzt aufsuchen.

Kinesio-Tapes kaufen

Erhältlich sind die Tapes z. B. im Internetversandhandel, im Physiotherapiebedarf, in Apotheken, Sanitätsgeschäften, einigen Drogeriemärkten und gut sortierten Sportgeschäften. Gute Tapes bekommt man sehr preiswert (ca. 10–15 Euro pro Taperolle), von Billigtape zu Dumpingpreisen sollte man hingegen die Finger lassen. Kinesio-Tapes gibt es in Breiten von 2,5, 5 und 7,5 Zentimetern und in Rollen von 5 bis 5,5 Metern, aber auch XXL-Rollen von 30 bis zu 50 Metern Länge. Hierzulande sind weit über 50 Kinesio-Tape-Marken auf dem Markt.

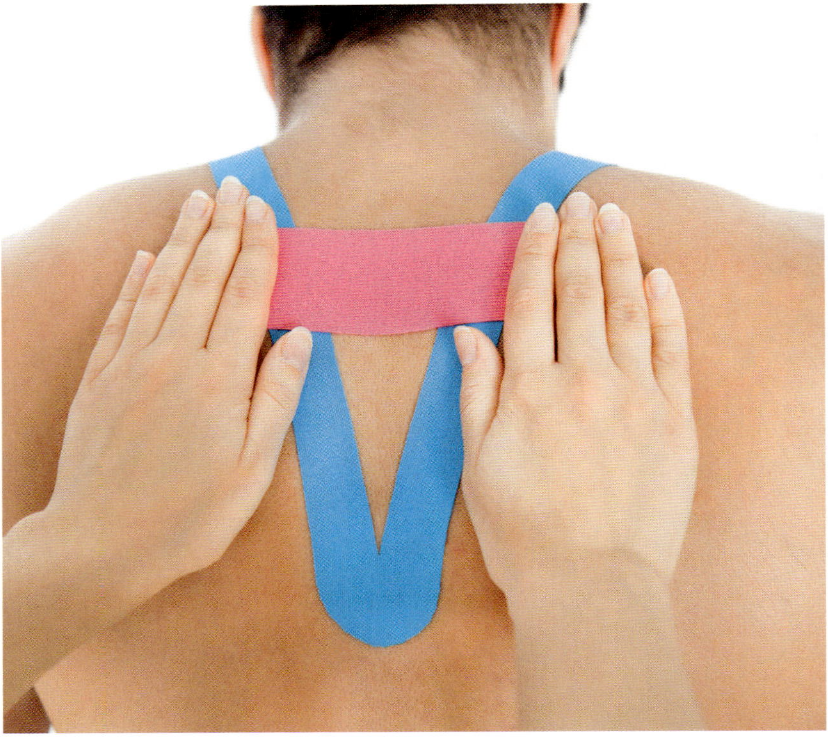

Gute Qualität erkennen

Die Qualität der angebotenen Tapes kann stark variieren (je nach Art der verwendeten Baumwollfäden und Webart, die den Tragekomfort bestimmen, oder Elastingehalt, der für die Elastizität von Bedeutung ist). Vor allem bei billig produzierter Massenware ist das der Fall. Eine gute Qualität ist jedoch wichtig, da der Erfolg der Therapie maßgeblich davon abhängt. Geben die Tapes z. B. zu weit nach, bleibt das Tapen wirkungslos oder es zeigen sich ungewollte Wirkungen. Ist es hingegen zu unelastisch, ist die Beweglichkeit eingeschränkt und die Muskeln arbeiten gegen das Tape, was wiederum zu einem schmerzhaften Zug auf der Haut oder einem schnellen Ablösen des Tapes führt. Mangelhafte Billigtapes können außerdem Hautirritationen auslösen und schnell ihre Dehneigenschaften verlieren. Letzteres wiederum führt dazu, dass Sie das Tape häufiger erneuern müssen, sodass auch die Preisersparnis nicht mehr gegeben ist. Gute Tapes halten den Belastungen des Alltags über die gesamte Tragedauer stand und bleiben dabei die ganze Zeit elastisch. Unregelmäßige Ränder, die ausfransen und somit die Haltbarkeit und Wirksamkeit beim Tapen verringern, weisen beispielsweise auf eine schlechte Qualität hin. Achten Sie auch darauf, dass die Baumwollfasern rechtwinklig zueinander stehen und der Längsfaden parallel zum Außenrand des Tapes verläuft. Stehen die Fasern schräg, werden die Ränder instabil und können die Zugwirkung nicht weitergeben. Das Gewebe wird aufgerieben und die Tragedauer verkürzt sich. Zu achten ist auch darauf, dass die Klebebänder lösungsmittelfrei sind, da minderwertige Produkte Stoffe enthalten können, die Allergien auslösen können und sogar mit der Entstehung von Krebs in Verbindung gebracht werden. Ansonsten hilft nur Ausprobieren. Es empfiehlt sich, Produkte zu kaufen, die auch bei Fachleuten zur Anwendung kommen.

Selbst tapen oder tapen lassen?

Am wirkungsvollsten ist das Tapen, wenn es professionell von einem Fachmann (z. B. Physiotherapeuten, Ergotherapeuten, Krankengymnasten, Sportmediziner, Masseur) eingesetzt wird und andere Behandlungsmethoden (z.B. Krankengymnastik, Elektrotherapie, Massage) unterstützt. Außerdem müssen die Tapes exakt geklebt werden – in der richtigen Position auf bestimmte Muskelpunkte, mit der korrekten Körperhaltung und der passenden Zugwirkung, um die entsprechende Wirkung zu erzielen. Fachleute besitzen hierzu die nötigen anatomischen Kenntnisse und tapen u. U. nicht nur an der Schmerzstelle, sondern auch zusätzlich beteiligte, entfernt liegende Strukturen. Sie können auch Muskeltests und Screenings vornehmen, die den Erfolg der Behandlung garantieren sollen. Zudem ist es sinnvoll, die Ursachen der Beschwerden zu ergründen und zu beseitigen, anstatt nur die Symptome zu beheben. Dies kann nur der Arzt oder Heilpraktiker. Allerdings werden die Kosten – abgesehen von Einzelfallentscheidungen (z.B. bei Brustamputationen) – nicht von den gesetzlichen Krankenkassen übernommen. Aber auch das Tapen zu Hause – z.B. bei kleineren Beschwerden wie Nackenversteifungen infolge von Erkältungen – kann gute Erfolge erzielen. Experten schätzen die Erfolgsquote bei Selbstanwendungen immerhin auf ca. 60 Prozent. Die Anwendung ist einfach und kann mit der entsprechenden Anleitung und etwas Übung gut selbstständig umgesetzt werden. Empfehlenswert ist es jedoch, sich vor der ersten Anwendung fachmännisch einweisen und beraten zu lassen. Verspüren Sie auch einige Tage nach der Anwendung keine Besserung, kann dies an einer falschen Anlage liegen. Hier ist das Tapen durch einen Fachmann empfehlenswert.

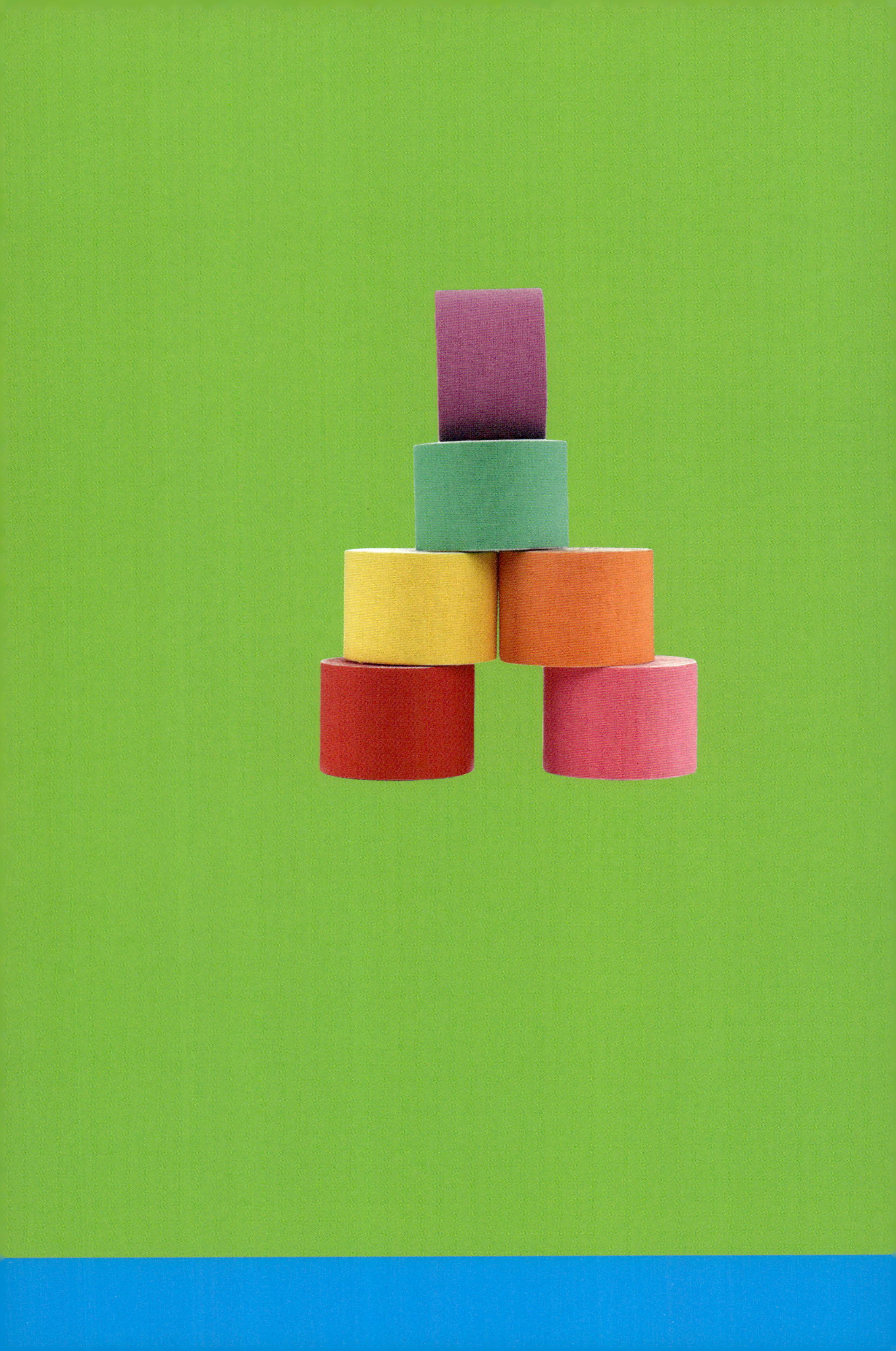

Praxis

Die Wirkung der Anwendung von Tapes ist abhängig von Anlagetechnik, von Tapeform, von Zugintensität und -richtung sowie dem Verlauf des Tapes. Die Dehnung erfolgt dabei entweder über die Vordehnung des Muskels oder die Zugwirkung des Tapes. Dabei können, je nach Fall, auch mehrere Tape- oder Anlageformen miteinander kombiniert werden.

Hinweise zur Anwendung

So einfach die Behandlung durch Aufkleben von Tapes auch scheinen mag – damit die gewünschte Wirkung erreicht wird und es zu keinen unerwünschten Nebenwirkungen kommt, ist beim Tapen einiges zu beachten. Denn eine unsachgemäße Anwendung kann dazu führen, dass keine Verbesserung eintritt bzw. sich der Gesundheitszustand in manchen Fällen sogar verschlechtert. Was Sie zum Tapen benötigen, wie Sie Tapes richtig abmessen, zuschneiden und anlegen und worauf Sie achten sollten, bevor Sie die Tapes festreiben, erfahren Sie im Folgenden.

Zubehör und Vorbereitung

Eigentlich ist das Einzige, was Sie zum Tapen benötigen, ein ausreichend langes Tape. Je nach Art der Anwendung und Belieben können Sie jedoch noch weiteres Zubehör optional nutzen. Empfehlenswert ist eine scharfe Schere, die gut schneidet und die nicht zu einem Ausfransen oder Einreißen des Tapegewebes führt. Hier gibt es im Handel spezielle Scheren z. B. mit Teflon- oder Titaniumbeschichtung, die verhindern, dass das Acrylklebemittel des Tapes an den Schneideflächen kleben bleibt und die Schneidkanten abstumpfen. Arbeiten Sie mit Gitter-Tapes (siehe S. 49f.), empfiehlt es sich, zum Anlegen der kleinen Tapes eine Pinzette zu benutzen. Auch hier gibt es im Spezialhandel geeignete Pinzetten. Nehmen Sie sich für das Tapen stets genug Zeit und legen Sie alles Benötigte (z. B. Tapes, Schere, Stuhl oder Hocker, Spiegel) vorher zurecht. Stellen Sie zunächst den Problembereich fest und markieren Sie ihn gegebenenfalls auf der Haut. Achten Sie bitte unbedingt auf die richtige Ausgangsposition und die korrekte Ausführung der Anlage, damit das Tape später keine Probleme bereitet und richtig wirkt.

Achtung: Zeit einplanen

Möchten Sie die Tapes vor dem Sport, dem Duschen, dem Baden oder Schwimmen verwenden, sollten sie mindestens eine Stunde, besser zwei oder drei Stunden, vorher aufgeklebt werden, damit sie sich durch die Feuchtigkeit bzw. die Muskelbewegung und das Schwitzen nicht sofort wieder lösen. Sportler sollten die Tapes zudem möglichst einen Tag vor dem Training oder einem Wettkampf anlegen, da die Muskulatur noch vier Stunden nach dem Tapen sehr entspannt ist und weniger Kraft entwickelt.

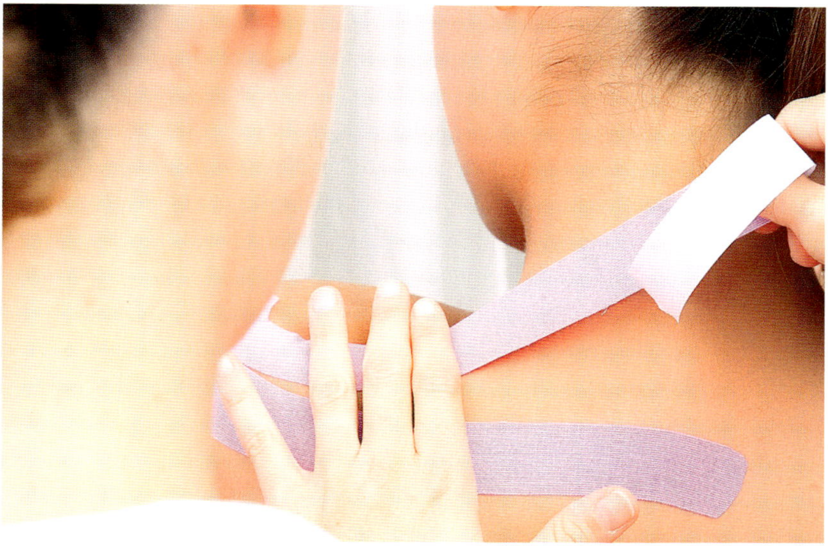

Den Partner helfen lassen

Tapes in Eigenregie aufzukleben ist oft schwierig. Denn um einen optimalen Effekt zu erzielen, müssen zuweilen Haut und Muskeln gedehnt werden, wodurch man teilweise eine Position einnehmen muss, in der man sich nicht ohne Weiteres selbst tapen kann. Die Behandlung an einigen Stellen wie z. B. am Rücken erfordert allein schon aufgrund der mangelnden Erreichbarkeit fremde Hilfe. Sollte das Selbsttapen nicht ohne schmerzhafte Verrenkungen möglich sein, ist Hilfe ebenfalls angebracht. Es kann daher von Fall zu Fall sinnvoll sein, z. B. den Partner um Mithilfe zu bitten.

Haut vorbereiten

Für die Anlage der Kinesio-Tapes sollte die Haut trocken sein. Daher sollten Sie nicht direkt nach dem Duschen tapen. Nach dem Sport sollten Sie ebenfalls warten, bis Sie nicht mehr schwitzen. Zudem muss die Haut fettfrei sein. Sie sollte zuvor mit milder Seife gereinigt und gut abgetrocknet werden. Wer zu fettiger Haut neigt oder sich am Abend zuvor eingecremt oder ein Ölbad genommen hat, kann seine Haut auch mit 45%iger Alkohollösung oder Waschbenzin aus der Apotheke abreiben. Allerdings wird hierbei nur die oberste Hautschicht gereinigt, während darunter weiterhin fettende Bestandteile vorhanden sein können. Vor einer Behandlung sollte man daher am besten auf Cremes oder Öle verzichten.

Bei starker Behaarung rasieren

Um bei starker Behaarung die Wirksamkeit und Haftung nicht zu beeinträchtigen und damit das Abziehen nicht allzu schmerzhaft wird, sollten Körperhaare mit einer kleinen Schere gekürzt oder ca. ein bis zwei Tage vor dem Tapen sanft rasiert werden. Am besten eignet sich hierzu ein Haartrimmer oder Kurzhaarschneider, denn durch Klingenrasierer können kleine Hautschädigungen oder -irritationen entstehen, die sich dann unter dem Klebeband entzünden und jucken. Eine geringe Behaarung ist hingegen kein Problem.

Haftkraft verbessern

Die Klebeeigenschaften der Kinesio-Tapes sind von Hersteller zu Hersteller unterschiedlich. In Fällen, in denen eine besonders gute Haftkraft des Tapes gefordert ist, z. B. wenn das Tapen während eines Wettkampfs nötig ist, kann man auch einen speziell für das Tapen entwickelten, im Fachhandel erhältlichen Sprühkleber ausprobieren, mit dem die gesamte zu tapende Stelle vorbehandelt wird. Allerdings bedeutet dies auch, auf die spezifische Wellenstruktur des Tapes zu verzichten, das zwischen den Kleberwellen auch kleberfreie Bereiche aufweist. Bei einer mit Sprühkleber vorbehandelten Haut kommt der Effekt einem komplett mit Kleber beschichteten elastischen Band gleich.

Tapes abmessen

Empfohlen wird, die Tapes bei Muskelanlagen über dem gesamten zu behandelnden Muskel aufzukleben, d. h. vom Ursprung bis zum Ansatz des

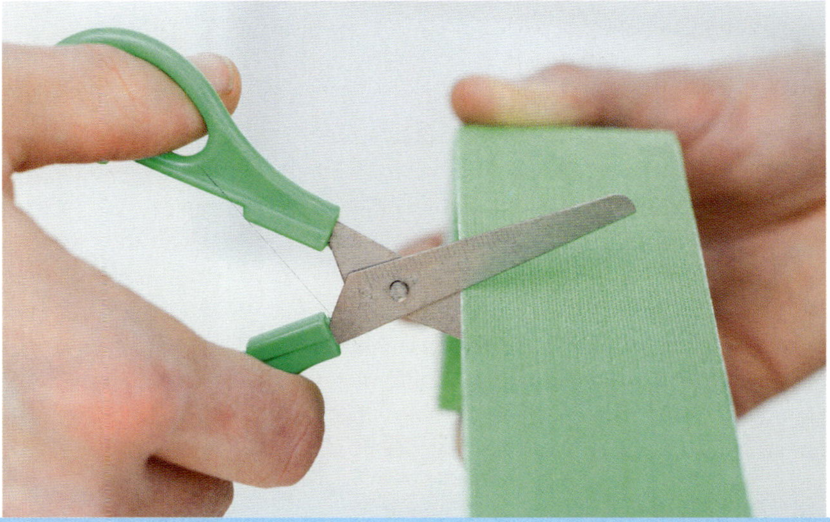

Pre-Cuts

Für bestimmte Beschwerden (z. B. Rücken-, Knie- und Schulterprobleme) gibt es auch vorgeschnittene Tapes fertig zu kaufen, die sich mithilfe einer detaillierten Anleitung verwenden lassen. Empfehlenswert ist es jedoch, die Tapes stattdessen an der betroffenen Stelle abzumessen und zurechtzuschneiden, da sie dann genau auf die eigenen Körpermaße zugeschnitten sind und optimal ihre Wirkung entfalten. Sind die Pre-Cuts für die jeweiligen Körpermaße zu lang abgemessen, müssen sie nochmals zugeschnitten werden, sind sie zu kurz, erfüllen sie nicht hundertprozentig ihre Wirkung. Zudem sind Taperollen preisgünstiger als fertige Zuschnitte.

Muskels, um den Muskel bestmöglich zu entlasten. In vielen Fällen werden die Tapes unter Vordehnung der Muskeln angelegt. Dies bedeutet, dass die Muskeln so gedehnt werden, dass sich die beiden Muskelenden – Muskelansatz und Muskelursprung – möglichst weit voneinander entfernt befinden. In dieser Position misst man die Tapes zunächst je nach Bedarf vom Ansatz zum Ursprung ab. D. h., man ermittelt die benötigte Länge, indem man das Tape mit dem Trägerpapier auf der betroffenen Stelle anlegt und dann das Ende durch Einschneiden des Tapes, durch Einknicken oder mit einem Stift markiert. Hierbei sollte das Tapeband eher zu lang als zu kurz abgemessen werden. Denn ein etwas zu langes Tape schadet nicht, ein zu kurzes entfaltet jedoch womöglich keine Wirkung. Auch die anzuwendende Zugstärke ist beim Abmessen von Bedeutung. Wird ohne Zug geklebt, schneidet man einfach die am Muskel abgemessene Länge ab. Bei starkem Zug beträgt die benötigte Tapelänge drei Viertel der gemessenen Länge (Tape einfach zweimal zur Hälfte falten und bei drei Vierteln abschneiden), bei moderatem Zug ist das benötigte Tape um ein Achtel kürzer als gemessen (hierzu das letzte Viertel nochmals halbieren und dort abschneiden).

Tapes zuschneiden

Zunächst schneiden Sie die Tapes am besten einfach in der zuvor abgemessenen Länge ab. Je nach Klebetechnik werden die Tapes dann in spezifischen Formen (Y-, X-, I- oder Fächer-Form) zugeschnitten. Beachten Sie, dass das Tape nur längs verwendet seine Wirkung zeigt. Benötigen Sie kürzere Tapes, z. B. für kleinflächige Anwendungen wie Narbenbehandlungen, sollten Sie

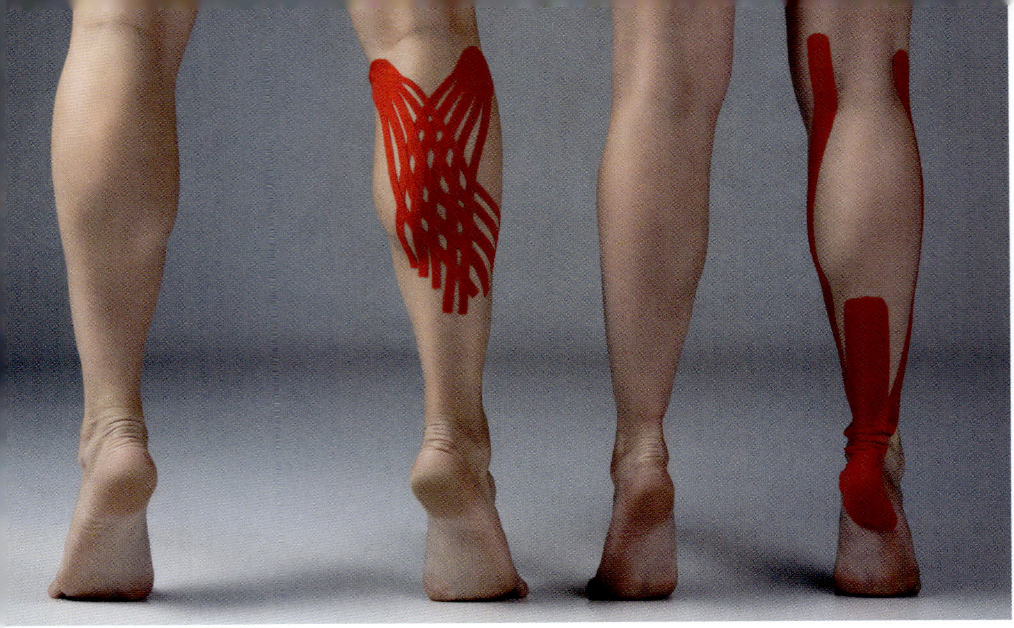

daher das Tape nicht der Breite, sondern der Länge nach zuschneiden. Anschließend rundet man die Ecken ab, um ein Anheben der Ecken und ein Aufrollen und Ablösen des Tapes durch die Reibung an der Kleidung zu vermeiden. Bei einem I-Tape können Sie hierfür die Tapeenden aufeinanderlegen und so die Ecken an beiden Enden gleichzeitig abrunden.

Die richtige Ausgangsstellung

Die effektive Wirkung des Tapens hängt stark mit der richtigen Ausgangsstellung zusammen. Akut schmerzende Gelenke und Muskeln werden zum Tapen in einer entspannten, schmerzfreien Position gehalten. Steife Gelenke hingegen positioniert man mit leichter Dehnung möglichst nah an der Stellung, in der der Schmerz einsetzt, um die einschränkende Bewegungsrichtung zu therapieren. Sollen schwache Muskeln gestärkt werden, tapt man diese in einer verkürzten Stellung. Bei verspannten Muskeln hingegen sollten diese so gedehnt werden, dass ein leichtes Ziehen spürbar wird. Schmerzende Nerven werden hingegen getapt, indem man die Gliedmaßen am Spannungspunkt, aber schmerzfrei positioniert.

Tapes vom Trägerpapier lösen

Zum Anlegen des Tapes löst man es zunächst vom Trägerpapier. Hierzu bringt man das Tape auf Zug und reißt das Trägerpapier mit einer leichten Drehbewegung am oberen Rand ein. Achten Sie beim Einreißen und Anlegen des Tapes darauf, die Klebefläche möglichst nicht mit den Fingern zu berühren, da die Körperwärme die Klebeschicht aktiviert und so ein Teil der Haftkraft verloren geht. Häufig wird hierbei die sogenannte Daumentechnik verwendet, vor allem, wenn das Tape gedehnt aufgeklebt wird. Hierfür legen Sie die Daumen mit den Nägeln nach oben nebeneinander auf die Tapeoberfläche und die restlichen Finger auf das Trägerpapier. Bringen Sie dann den oberen Rand des Tapes auf Dehnung und reißen das Papier oben mit einer minimalen Drehbewegung ein und mit etwas mehr Dehnung ganz durch. Halten Sie das Tape dann im benötigten Abstand so, dass Ihre Daumen über den oberen Rand hinausragen. Wölben Sie das Tape mit den restlichen Fingern zu sich, wobei sich die abgerissenen Enden des Trägerpapiers von der Beschichtung lösen. So können Sie die Papierenden, ohne die Klebefläche zu berühren, zur Seite einschlagen, das Tape an den eingeschlagenen Seiten greifen und anlegen. Benötigen Sie hingegen nicht die Mitte, sondern nur ein Tapeende als Basis, können Sie es etwas vor dem Ende einreißen und es an der entsprechenden Seite auf die gleiche Weise einschlagen. Dann lösen Sie es an einem Ende vom Trägerpapier und legen das freie Ende als Basis an.

Basis und Zügel

Bei Bedarf können Sie vor dem Tapen den Schmerzpunkt bzw. Ansatz und Ursprung des Muskels auf der Haut markieren. Die fertig zugeschnittenen Tapes kleben Sie – je nach Therapieziel – mit unterschiedlicher Spannung auf oder bringen sie ohne Zug auf die gedehnte Haut auf. Hierbei dient ein Teil des Tapes als Basis, d. h. er wird zuerst aufgeklebt. Das restliche Tape, der sogenannte Zügel, wird von hier aus angelegt. Die Basis kann entweder ein Tapeende sein, wobei das restliche Tape als Zügel dient, oder die Tapemitte fungiert als Basis, wobei die beiden Tapeenden die Zügel sind. Bildet nur ein Ende die Basis, fixieren Sie diese mit der anderen Hand, während Sie den Zügel anlegen, damit sie sich unter Zug nicht von der Haut löst.

Bitte beachten

Achten Sie darauf, die Kinesio-Tapes nicht über Kleidungsstücke wie BH-Verschlüsse oder Gegenstände wie Schmuckstücke zu kleben. Entfernen Sie diese, da es sonst zu Blutergüssen kommen kann und die gewünschte Wirkung gemindert wird.

Verlauf des Tapes

Damit das Tape richtig wirkt, muss es genau passend zum Verlauf der zu unterstützenden Sehnen, Bänder und Muskeln oder im Bereich der Lymphgefäße aufgebracht werden. Zunächst legen Sie die Basis an (entweder das Tapeende oder die Tapemitte) und kleben dann – je nach Anwendung ohne oder mit mehr oder weniger starkem Zug – den Zügel über der zu behandelnden Körperstelle auf. Beim Aufkleben lösen Sie nach und nach das Trägerpapier vom Tape. Achten Sie darauf, das Tape während der Anlage wirklich nur Stück für Stück vom Trägerpapier zu lösen, da es sich ansonsten verdrehen kann und/oder aneinanderklebt. Die Zügelenden lassen Sie ohne Dehnung auslaufen, d. h., Sie legen die letzten fünf Zentimeter des Tapes ohne Zug an. Dies ist wichtig, damit sich keine Spannungsblasen bilden und damit sich das Tape nicht durch die hohe Spannung bei Bewegung wieder von der Haut löst. Achten Sie auch darauf, dass das Tape beim Aufkleben keine Falten wirft, da hierdurch eine unterschiedliche Zugkraft entsteht, was zu Hautirritationen und Blasen führen kann. Wirft das Tape hingegen nach dem Tapen, d. h. in normaler, ungedehnter Position, Falten, ist das ein Zeichen dafür, dass es richtig angelegt ist.

Zugstärke

In der Regel wird das Tape ohne Dehnung über die vorgedehnten Muskeln oder mit nur leichtem Zug (10 bis 15 Prozent Dehnung) aufgeklebt. Dies ist sinnvoll, da selbst eine minimale Hautverschiebung oft für den gewünschten Effekt bereits ausreicht und die Haut bei der langen Tragedauer nicht überreizt werden sollte. Bei einer Hautreizung kann es zu Rötungen und Jucken auf der Haut kommen. Da es Unterschiede zwischen den zu behan-

Die richtige Zugstärke finden

Ein leichter Zug besteht bei 5 bis 15 Prozent Dehnung, bei 20 bis 50 Prozent liegt ein deutlicher Zug vor und maximal ist die Dehnung bei 75 bis 100 Prozent. Um die Zugstärke richtig einzuschätzen, dehnen Sie das Tape zunächst, ohne es auf die Haut aufzubringen, so weit es geht, und lassen Sie dann je nach gewünschter Dehnung wieder ein Stück nach. Soll das Tape z. B. mit 25 Prozent Dehnung angelegt werden, dehnen Sie es zunächst zu 100 Prozent, lassen es sich dann um die Hälfte zusammenziehen und dann nochmals um die Hälfte der vorigen Länge.

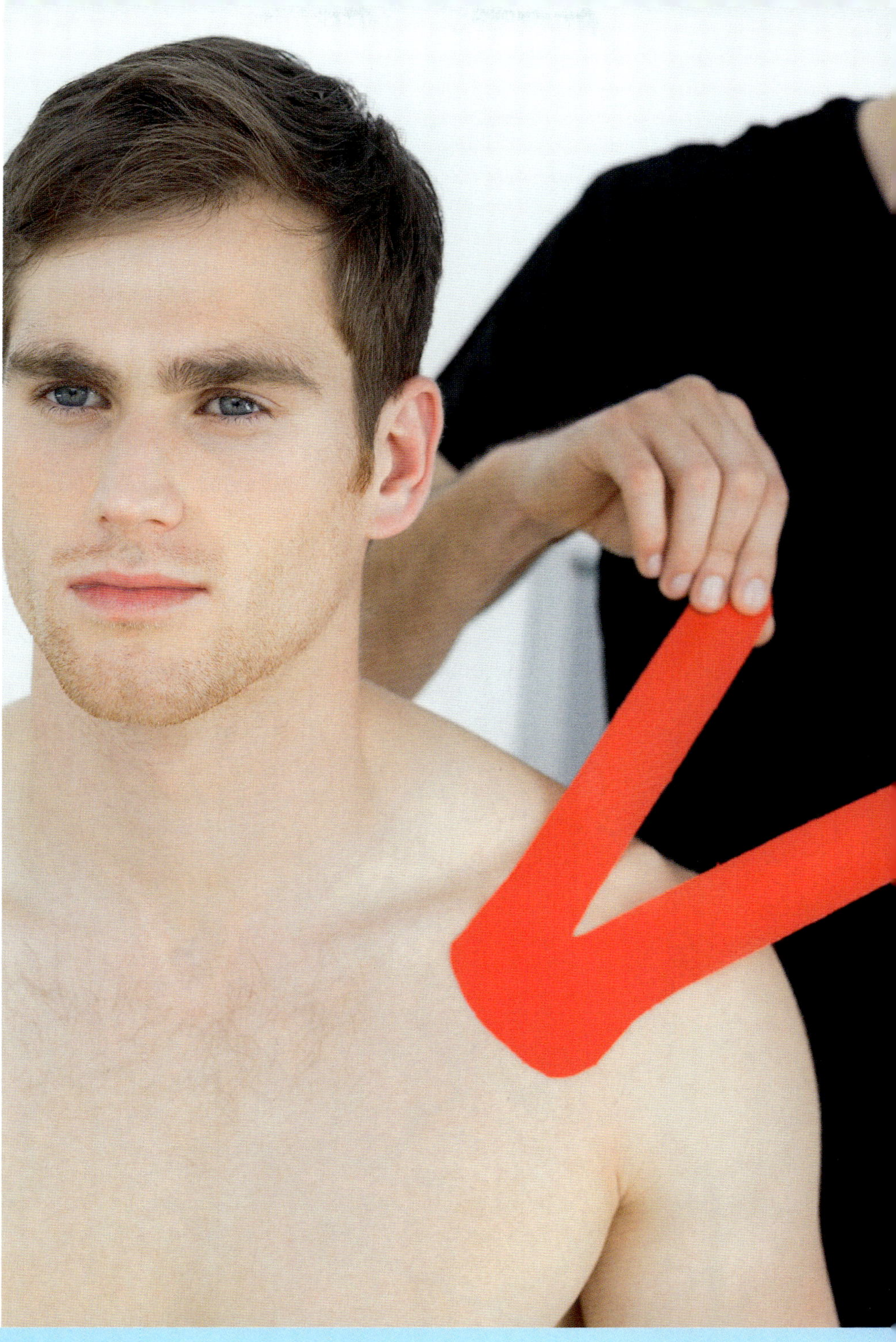

Wirkung überprüfen

Gleich nach dem Aktivieren des Tapes ist es sinnvoll, die schmerzhafte oder eingeschränkte Bewegung zu wiederholen. Oft tritt schon unmittelbar nach dem Aufkleben ein positiver Effekt ein: Man fühlt sich sicherer beim Bewegen oder Belasten instabiler Gelenke, die Kraft im betroffenen Muskel nimmt zu, Verspannungen lösen sich, Schmerzen nehmen ab. Ist keine Verbesserung spürbar, deutet das auf eine falsch gewählte Anlagetechnik oder eine nicht korrekt ausgeführte Anlage hin. Nur in seltenen Fällen dauert es länger, bis eine Wirkung eintritt.

delnden Strukturen und Schmerzen gibt, kann es hierbei Ausnahmen geben. So werden z. B. lokal genau einzugrenzende Schmerzen mit leichter bis voller Dehnung getapt und Prellungen stets mit maximal gedehntem Tape behandelt. Liegt hingegen eine Schwellung oder ein Ödem vor, besteht ohnehin ein erhöhter Druck im Gewebe und man tapt daher ohne Zug. Sensible Hautstellen wie z. B. die Innenseite von Oberarmen werden mit leichtem Zug behandelt. Weniger Zugbelastung ist auch bei dünner oder empfindlicher Haut angeraten (siehe S. 31f.). Straffes Hautgewebe wird mit mittlerem Zug getapt. Bei Knochen und Gelenken kann, wenn ein starrer, unelastischer Tapezustand erwünscht ist, auch mit starker bis maximaler Dehnung gearbeitet werden. Bei maximalem Zug ergibt sich z. B. eine eher stabilisierende Wirkung (z. B. Stabilisierung des Fußgelenks).

Kontrolle

Nach der Anlage sollten Sie den Sitz des Tapes gut kontrollieren. Es sollte sich beschwerdefrei an die Haut anschmiegen und außerdem angenehm anfühlen. Das Tape sollte auch nicht zu stark ziehen oder die Bewegung in irgendeiner Weise einschränken, das Gewebe sollte nicht eingeschnürt sein, schmerzen oder brennen, die Haut sollte zudem keine Falten werfen. Ist dies der Fall oder sollte das Tape neue Beschwerden hervorrufen (z. B. Übelkeit, Brechreiz) bzw. die alten Beschwerden verstärken, sollten Sie das Tape abnehmen und erneuern. Ist der Kleber noch nicht durch Wärme aktiviert, kann das Tape im Regelfall so oft wie nötig neu angelegt werden.

Tapes aktivieren

Solange Sie nicht sicher sind, dass das Tape an der richtigen Stelle sitzt, ist Druck oder Reiben auf dem Tape zu vermeiden, da die Klebebeschichtung durch Körperwärme und Reiben aktiviert wird. Sobald es an der richtigen Stelle ist, streichen Sie es dann – immer noch in Vordehnung – mit etwas Druck gut von innen nach außen fest. Reiben Sie nicht von den Enden zur Mitte, da sich die Tapeenden sonst von der Haut lösen könnten. Ist der Kleber aktiviert, können Sie das Tape nach dem Abnehmen nicht nochmals verwenden, da die Haftwirkung dann nicht mehr gegeben ist.

Verschiedene Tapeformen

Die zu verwendenden Tapes werden je nach Art der Beschwerden, des zu behandelnden Körperteils und der Anlagetechnik verschiedenartig zugeschnitten. Sie haben alle gemeinsam, dass sie eine Basis haben, die beim Aufkleben zuerst angelegt wird, und einen oder mehrere Zügel, die danach aufgeklebt werden. Die häufigsten Tapeformen werden im Folgenden vorgestellt.

I-Tape

Hierbei schneidet man ein Tape einfach nur der Länge nach von der Rolle ab. Das I-Tape ist die häufigste Tapeform und wird bei der Muskel- und der Ligamenttechnik, der Korrektur-, der Space- und der Lymphtechnik sowie bei der Narbenbehandlung (siehe Anlagetechniken ab S. 50) eingesetzt. Im Regelfall legt man das Tape hierfür in seiner ursprünglichen Breite (meist 5 Zentimeter) an. Je nach Anwendung und Körperteil kann es jedoch auch nötig sein, ein Tape nochmals längs zu teilen (2,5 oder 1 Zentimeter).

Y-Tape

Die zweithäufigste Form stellt das Y-Tape dar. Hierbei schneidet man ein I-Tape in der Mitte längs – je nach benötigter Länge – bis zu einer bestimmten Basis ein, die jedoch geschlossen bleibt. Die beiden offenen Teile dienen als Zügel. Alternativ eignen sich auch zwei I-Tapes, die in Y-Form aneinandergeklebt werden. Oft verwendet man Y-Tapes für größere Körperpartien. Sie kommen bei Muskel-, Korrektur-, Faszien- und Gelenkanlagen zur Anwendung.

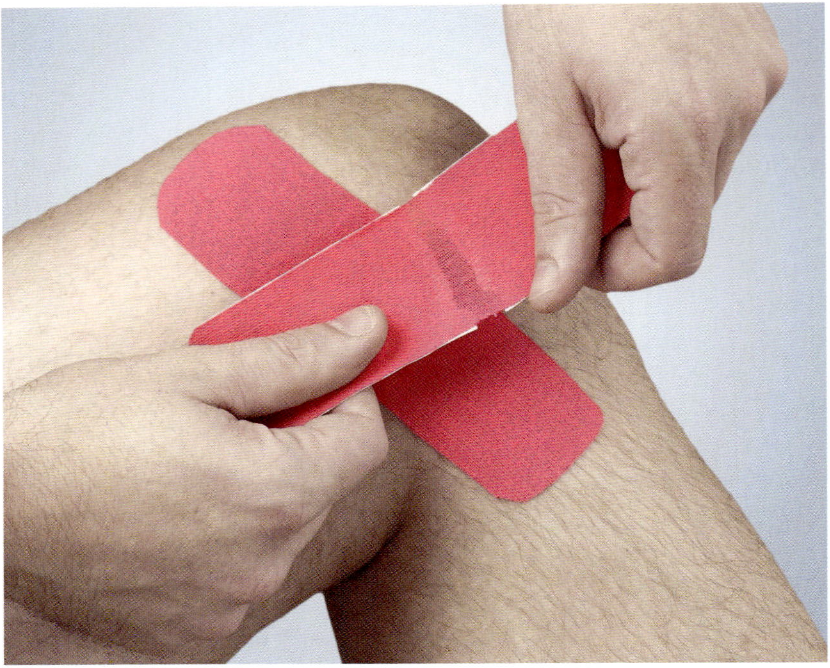

X-Tape

Zur Herstellung eines X-Tapes nimmt man ein I-Tape doppelt und schneidet es von beiden Enden bis auf fünf Zentimeter mittig ein, wodurch vier Zügel an einer mittigen Basis entstehen. Das unbeschnittene Stück in der Mitte dient dabei als Basis, die Zügel werden ohne Dehnung aufgeklebt. In der Regel wird diese Tapeform bei Muskelanlagen eingesetzt, aber auch bei Narbenbehandlungen und Funktionsstörungen innerer Organe. Alternativ kann man hier auch zwei I-Tapes verwenden, die x-förmig übereinandergeklebt werden.

Fächertape

Fächerförmige Tapes verwendet man bei Lymphanlagen. Dazu schneidet man das Tape längs in drei bis fünf gleich lange und breite Streifen ein, wobei am anderen Ende eine geschlossene Basis von vier bis fünf Zentimetern Länge verbleibt. Sie wird in der Nähe der Lymphknoten angelegt. Die Fächerzügel (oder Tentakel) folgen ohne Dehnung bogenförmig dem Verlauf des getapten Muskels oder werden wellenförmig aufgeklebt. Bei einem größeren Bereich können auch zwei Fächertapes nebeneinander verwendet werden.

Netztape

Für ein Netztape faltet man ein I-Tape der Länge nach in der Mitte und schneidet es in gleichen Abständen viermal längs ein. So entsteht ein an den Enden geschlossenes Tape, das im Inneren in fünf Streifen geteilt ist. Diese Art von Tapes können z.B. bei Ödemen, Schwellungen oder Schleimbeutelentzündungen, z.B. am Ellenbogen, eingesetzt werden.

Cross-Tapes

Cross- oder Gitter-Tapes sind kleine, nichtelastische, elektrostatisch aufgeladene, gitterförmige Tapes aus Mischgewebe mit einer Acrylkleberbeschichtung, die es – je nach Einsatzbereich – in verschiedenen Größen fertig zu kaufen gibt. Sie verbinden die Prinzipien des Tapens mit denen der Akupunktur. Behandelt werden dabei Akupunktur-, Schmerz- und Triggerpunkte (siehe S. 21), die Einfluss auf Muskeln, Organe und Nerven haben. An Akupunkturpunkten aufgeklebt, setzen Cross-Tapes kleine, tiefenwirksame Reize, die wie die Nadelstiche bei einer Akupunktur fungieren. Sie wirken hierbei auf bestimmte Punkte entlang der Energieleitbahnen (Meridiane), die sich über den ganzen Körper verteilt befinden. Durch diese Leitbahnen sind verschiedene Körperstellen miteinander verbunden, sodass der behandelte Punkt fern der Problemstelle liegen kann. Indem das Tape die Oberflächenspannung der Haut herabsetzt, gerät die blockierte Energie wieder in Fluss. Hierzu klebt man das Tape in einem Winkel von 45 Grad zum Längsverlauf der Muskulatur, d.h. schräg, auf die jeweiligen Schmerzpunkte, also druckempfindlichen Punkte. Anwendungsmöglichkeiten sind z.B. Erkrankungen des Bewegungsapparats, Kopfschmerzen oder Atemwegserkrankungen.

Tapekombinationen

Gitter-Tapes und Kinesio-Tapes können auch kombiniert werden. Leiden Sie z. B. unter einem ziehenden Schmerz, der vom Unterarmbereich bis in die Hand ausstrahlt und mit einem punktuellen Schmerz im Handgelenk verbunden ist, können Sie den Schmerz im Unterarm mit einem Kinesio-Tape behandeln, während Sie den Schmerzpunkt am Handgelenk zusätzlich mit einem Cross-Tape versehen. So ergänzen sich beide Tapes in ihrer Wirkung. Bei der Kombination dieser Tapeformen wird immer zuerst das Cross-Tape angelegt.

Verschiedene Anlagetechniken

Von großer Bedeutung ist es, immer indikationsbezogen zu tapen. Je nach Beschwerde (z. B. Muskelverletzung, Gelenk- oder Blutergüsse) gibt es verschiedene Klebe- bzw. – fachmännisch gesprochen – Anlagetechniken mit unterschiedlicher Wirkung. Im Folgenden lernen Sie einige dieser Anlagetechniken kennen. Die Haupttechniken sind dabei Muskel-, Space-, Ligament-, Lymph- und Korrekturtechnik.

Muskeltechnik

Mit der Muskeltechnik kann man die Muskelspannung erhöhen oder senken. Hier entscheidet die Anlagerichtung: Je nach Wirkungsziel tapt man entweder vom Muskelursprung bis zum Muskelansatz oder umgekehrt. Bei den Gliedmaßen wird z. B. das rumpfnahe Muskelende als Ursprung, das rumpfferne als Ansatz bezeichnet. Vom Muskelursprung zum Muskelansatz hin (in Gegenrichtung zur Muskelfunktion) tapt man, um die Muskelfunktion bei einer Muskelschwäche anzuregen. Zur Muskelanregung verwendet man ein rotes Tape. Vom Muskelansatz zum Muskelursprung (in Wirkrichtung der Muskelfunktion) klebt man hingegen bei Muskelkrämpfen, -verhärtungen, -verletzungen, Überlastungen und Verspannungen. Für einen dämpfenden, schmerzlindernden Effekt nutzt man ein blaues Tape.

Muskeln tapen

Bei der Muskeltechnik wird das Tape entweder ungedehnt auf dem gedehnten Muskel (dies ist meist der Fall) oder mit leichter Dehnung längs im Muskelverlauf angelegt, wobei sich am Tape eine Wellenbildung zeigt. Dies dient dem Abbau des Gewebedrucks.

1. Markieren Sie bei Bedarf den Muskelverlauf (Ansatz und Ursprung) und messen Sie die benötigte Tapelänge entsprechend ab.
2. Schneiden Sie das Tape je nach Anwendungsform (I-Form oder Y-Form) zu.
3. Bringen Sie den jeweiligen Muskel in Dehnung. Kleben Sie die Basis ohne Zug je nach gewünschter Wirkung am Ansatz oder Ursprung des Muskels auf.
4. Fixieren Sie dann mit einer Hand die Basis und legen Sie den Zügel im Muskelverlauf an (anreiben).

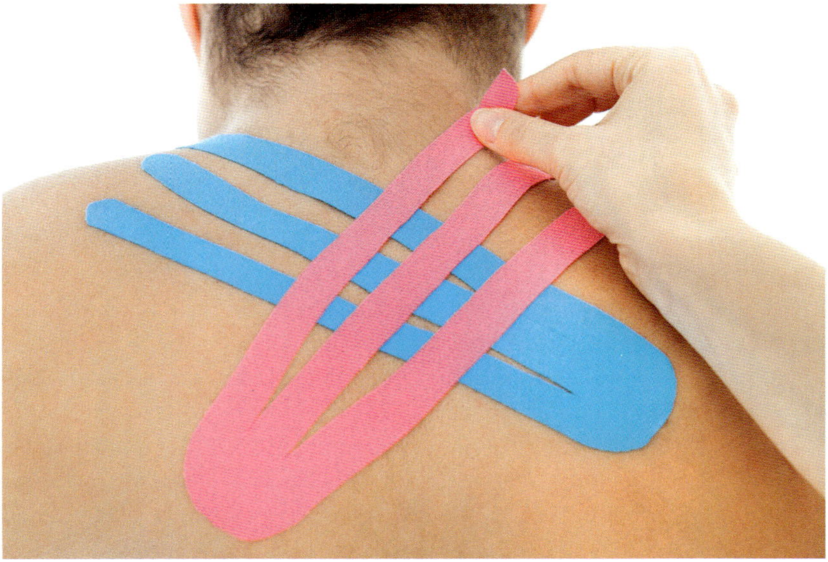

Lymphtechnik

Bei dieser Technik hebt das Tape die Haut an und verbessert den Lymphfluss (z. B. bei Blut- und Gelenkergüssen, Lymphödemen nach Operationen oder Verletzungen). Blutergüsse oder Gelenkschwellungen heilen schneller ab. Man verwendet hierbei ein Fächertape (siehe Seite 48) oder mehrere dünn (2,5 cm) zugeschnittene I-Tapes, die man spiralförmig um den zu behandelnden Körperabschnitt, z. B. die Wade, herum anlegt. Für die Lymphtechnik nutzt man hauptsächlich blaue Tapes. Lymphtapes können für verschiedene Körperbereiche verwendet werden (z. B. Waden, Brustregion). Sie werden stets im Bereich der Lymphknoten angelegt. Lymphknoten finden sich in den Kniekehlen, der Leiste, den Ellenbogenbeugen, den Achselhöhlen und am Hals. Im Allgemeinen werden die Tapes vom oberen zum unteren Lymphknoten hin geklebt. Bei größeren geschwollenen Bereichen verwenden Sie mehrere Fächertapes.

Schwellungen und Ödeme tapen

Zur Anlage eines Lymphtapes werden Fächertapes genutzt, wobei ein I-Tape mehrmals längs eingeschnitten wird. Die so entstehenden Zügel sollten möglichst schmal und gleichmäßig sein, um eine optimale Wirkung zu gewährleisten.

1. Messen Sie in Köpervordehnung die benötigte Tapelänge ab. Die Länge des Tapes reicht stets vom geschwollenen Bereich bis zur Innenseite des nächstgelegenen Gelenks (z. B. bei einer Wadenschwellung über den geschwollenen Bereich bis zur Kniekehle).
2. Stellen Sie ein Fächertape her, indem Sie ein I-Tape von einem Ende her bis ca. drei Zentimeter vor dem anderen Ende zwei- bis dreimal längs einschneiden. Auf diese Weise entsteht eine Basis mit drei bzw. vier Zügeln (Tentakel).
3. Dehnen Sie den betroffenen Körperbereich. Legen Sie die Basis dann ohne Dehnung auf dem Lymphknoten oder in der Nähe des Gelenks an, das, vom geschwollenen Bereich aus gesehen dem Herzen am nächsten liegt (festreiben).
4. Fixieren Sie die Basis mit der einen Hand und entfernen Sie mit der anderen nach und nach das Trägerpapier der einzelnen Tapestreifen, während Sie die Tapezügel in Leitbahnrichtung ohne Zug auf der Haut aufkleben (z. B. bei der Wade bogenförmig über den geschwollenen Bereich) (festreiben). Dabei sollten die Tapezügel regelmäßige Abstände aufweisen und die Schwellung ganz bedecken.
5. Bei Bedarf können Sie ein zweites Fächertape so aufbringen, dass sich die Tapezügel jeweils rechtwinklig überkreuzen (z. B. indem die Tapebasis des einen Tapes bei einer Wadenschwellung auf der Unterschenkelaußenseite unter der Kniekehle beginnt und die Zügel bogenförmig zur Innenseite hin verlaufen und die Basis des zweiten Tapes an der Unterschenkelinnenseite unter der Kniekehle liegt und die Zügel bogenförmig zur Außenseite hin aufgeklebt werden).

Korrekturtechnik

Bei der sogenannten Korrekturtechnik korrigiert man Fehlstellungen (z. B. verschobene Gelenke wie eine Kniescheibe) und Fehlhaltungen (z. B. die der Wirbelsäule). Dadurch werden Strukturen wie z. B. die Kniescheibe, in ihre optimale Stellung gebracht. Hierbei tapt man in I- oder Y-Form, wobei man mit maximaler Vordehnung über die knöchernen Strukturen hinweg klebt. Die Basis fixiert man ohne Zug unter Hautvorschub, und die Schenkelstreifen der Y-Tapes werden mit maximaler Dehnung über der zu korrigierenden Stelle aufgeklebt. Die Enden legt man ganz ohne Dehnung an. Dadurch werden die Schenkelstreifen zur Basis gezogen.

Anlagetechniken kombinieren

Sie können auch verschiedene Anlagetechniken miteinander kombinieren. Es ist jedoch eine bestimmte Reihenfolge einzuhalten. Treten z.B. Muskelschmerzen und Schwellungen gemeinsam auf, können Sie Lymph- und Muskeltapes miteinander kombinieren. Hierbei sollten Sie das Lymphtape immer zuerst anlegen. Weitere Kombinationsregeln sind Nervenanlagen vor allen Grundanlagen, Muskel- vor Ligament- sowie Muskel- vor Korrekturanlage und spannungsab- vor spannungsaufbauend.

Ligamenttechnik

Diese Technik wird bei Verletzungen und Überdehnung von Sehnen und Bändern, die sich an jedem Gelenk und jedem Wirbelsäulensegment befinden, angewendet. Sie hilft auch dabei, die Stabilität der Gelenke zu verbessern und die überlasteten Bänder und Sehnen zu entlasten. Hierdurch wird der Schmerz gemildert, die Belastbarkeit verbessert und die Heilung beschleunigt.

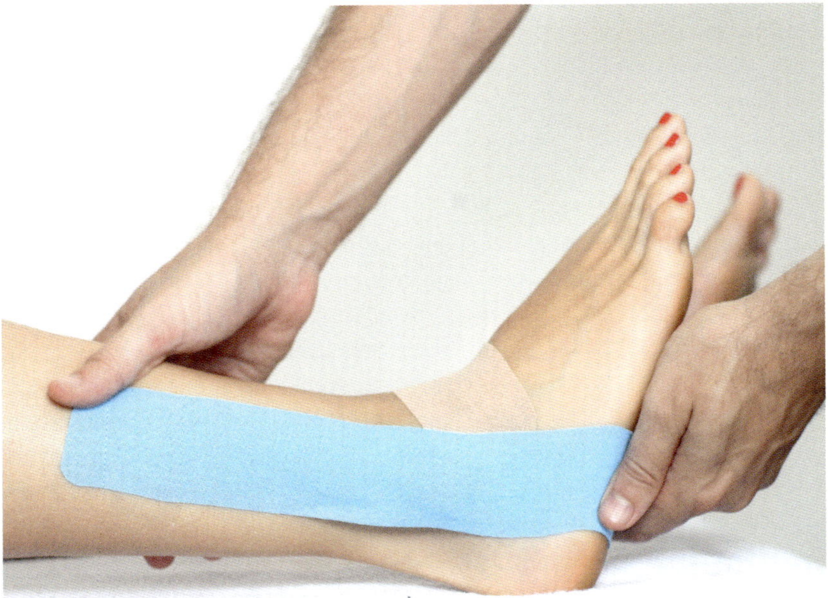

Bänder tapen

Mit dieser Technik werden Bänder behandelt, die benachbarte Knochen verbinden, z. B. die Seitenbänder des Knies. Verwendet werden hierbei I-Tapes.

1. Dehnen Sie die betroffene Bandstruktur so weit, dass sie noch schmerzfrei ist. Messen Sie die benötigte Länge des Tapes über die gesamte Länge der gedehnten Bandstruktur ab.
2. Reißen Sie die Trägerfolie in der Mitte ein, lösen Sie sie bis auf ein an beiden Seiten zwei Finger breites Ende und legen Sie die Mitte unter maximaler Dehnung über die Bandstruktur hinweg von einem Muskelansatz des Knochens zum anderen als Basis an.
3. Kleben Sie die Enden ohne Zug auf.

Faszientechnik

Die Faszientechnik hilft bei verklebten Faszien und Muskeln sowie Sehnenproblemen. Haut, Unterhaut, Faszien und Muskeln werden hierbei gegeneinander verschoben und die Faszien werden so gelockert. Hierbei soll bei verklebten Muskelfaszien die Durchblutung im Bereich der Faszien verbessert bzw. diese Gewebsschicht drainiert werden. Y-Tapes werden hierbei mit einem I-Tape kombiniert oder es werden zwei Y-Tapes verwendet, wobei der Schmerzpunkt sich zwischen den beiden Y-Tape-Streifen befindet. Geklebt wird meist mit maximaler Spannung quer zur Faserrichtung. Die Basis wird ohne Zug befestigt und nach dem Aufkleben mit leichtem Zug mitgezogen, das Ende läuft wiederum ohne Dehnung aus. Hierdurch wirkt das Tape in Richtung der Basis und somit entlastend.

Spacetechnik

Das Schmerz- oder Sterntape wird bei lokal begrenzten allgemeinen Schmerzen verwendet. Hierbei bringt man mehrere I-Tapes (siehe S. 47) an den Schmerzpunkten mit maximalem Zug stern- oder kreuzförmig übereinander an. Diese Art der Anlage verstärkt die anhebende Wirkung auf die Haut. Verklebte Gewebeschichten werden gelöst, und der Schmerz wird gemindert. Die Art der Anlage der Sternstrahlen – ob symmetrisch oder asymmetrisch, ob lange oder kurze Strahlen – hängt von der Lokalisation der Schmerzen ab. Treten diese z. B. vornehmlich in eine Bewegungsrichtung auf, ist es empfehlenswert, in dieser Richtung ein längeres Tape zu verwenden und die quer dazu verlaufende Richtung freizulassen. Strahlen die Schmerzen hingegen in keine bestimmte Richtung aus, wird der Stern symmetrisch angelegt.

Achtung

Wenn die Schmerzen stark sind, sich verschlimmern, mit Schwellungen oder Bewegungseinschränkungen einhergehen oder länger anhalten, sollte ein Arzt aufgesucht werden. Wiederholt auftretende Schmerzen sollten ebenfalls möglichst frühzeitig ärztlich behandelt werden, da sich das Schmerzempfinden dabei verlängern und intensivieren kann.

Bei Schmerzen tapen

Bei dieser Anwendung benötigen Sie drei bis vier I-Tapes.

1. Messen Sie die Länge der Tapes je nach schmerzendem Bereich ab. Machen Sie die betroffene Region ausfindig und markieren Sie am besten den betreffenden Bereich auf der Haut. Dehnen Sie den betroffenen Bereich leicht.
2. Legen Sie dann die Mitte des ersten I-Tapes als Basis unter maximalem Zug auf dem Schmerzpunkt, über die die Beschwerden verursachende Struktur bzw. in Problemrichtung an. Die beiden Enden lassen Sie jeweils ohne Dehnung auslaufen (anreiben).
3. Legen Sie nun das zweite I-Tape abermals maximal mittig gedehnt, aber diesmal im 90-Grad-Winkel zum ersten Tape an, sodass sich die Tapes in der Mitte überkreuzen. Die Enden legen Sie wieder ohne Zug an (alles festreiben).
4. Das dritte Tape legen Sie – ebenfalls mit maximal gedehnter mittiger Basis und ohne Zug an den Enden – diagonal zu den ersten beiden an (festreiben).
5. Nach Bedarf können Sie in gleicher Weise noch ein viertes I-Tape im 90-Grad-Winkel zum dritten Tape darüberlegen, sodass sich alle Tapes über dem Schmerzareal überkreuzen (anreiben).

Nerventapes

Nerventapes werden zur Entlastung der Nerven eingesetzt. Nerven dienen der Weiterleitung von Reizen an das Gehirn und setzen sich aus vielen gebündelten Nervenfasern und dem sie umschließenden Bindegewebe zusammen. Unterschieden wird zwischen dem unwillkürlichen zentralen Nervensystem (Gehirn und Rückenmark) und dem peripheren Nervensystem, das an bewussten Bewegungen beteiligt ist. Letzteres kann man, z. B. bei einem

Karpaltunnelsyndrom oder bei Ischiasbeschwerden, durch Tapen behandeln. Da reine Nervenbeschwerden selten sind, werden meist mitbetroffene umliegende Strukturen durch ergänzende Muskel- oder Lymphtapes mitbehandelt. Die Tapes legt man hierbei mit Vordehnung der Haut ohne Zug und im Verlauf des Ausbreitungsgebiets der Nervenstruktur an.

Narbentechnik

Narben sind nicht nur ein ästhetisches Problem, sie können die Haut auch härter, unempfindlicher bzw. empfindlicher als die umliegenden Bereiche machen sowie die Verschiebbarkeit der Haut und die Beweglichkeit (z. B. naheliegender Gelenke) einschränken. Zudem können Narben, die auf den Faszienbahnen oder im Verlauf von Meridianen liegen, auch zu Störfeldern im Energiefluss führen. Hierbei tapt man ähnlich wie bei den Faszien, indem man versucht, die Gewebespannung durch das Tape zu reduzieren, Verklebungen zu lösen und die Verschiebbarkeit der Haut wiederherzustellen. Dies fördert den Hautstoffwechsel und die Durchblutung im Narbengewebe. Die Narben sollen hierdurch besser heilen und flacher werden. Voraussetzung für die Anwendung ist, dass die Wundheilung abgeschlossen ist.

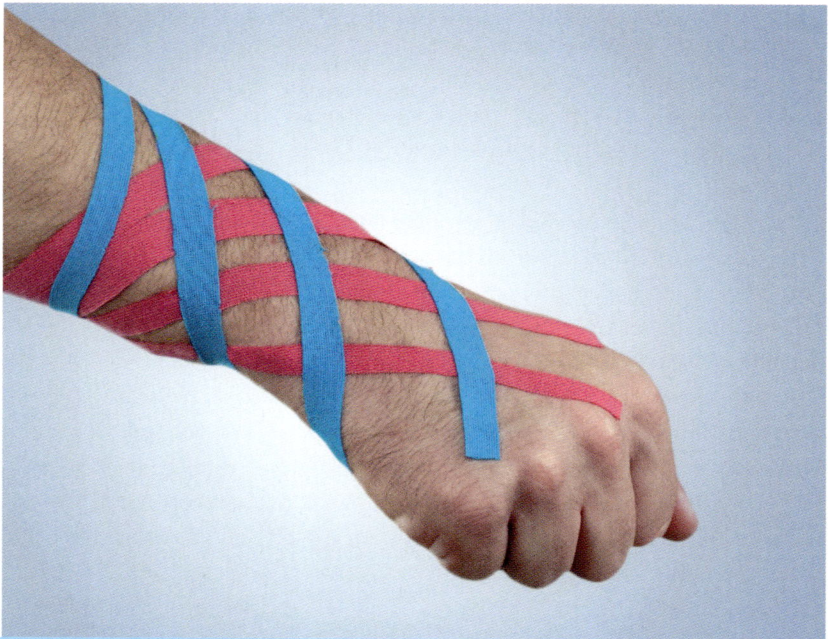

Tipp

Am besten wirken Narbentapes, wenn sie nur zwei bis drei Tage angelegt werden und zwischen den Anwendungen ein bis zwei Tage Pause ist, während der die Narbe mit Narbengel behandelt wird.

Narben und Blutergüsse tapen

Bei jungen, jedoch bereits verheilten Narben tapt man ohne Zug in Längsrichtung über die Narbe von einem zum anderen Ende. Bei älteren Narben legt man die Tapestreifen gitterförmig diagonal zur Narbe an. Kleine Narben können Sie mit Cross-Tapes (siehe S. 49f.) behandeln. Bei größeren Narben oder Blutergüssen können Sie folgendermaßen vorgehen:

1. Messen Sie die Tapes je nach benötigter Länge ab.
2. Schneiden Sie zwei Tapes in jeweils vier gleich schmale Streifen.
3. Dehnen Sie die ersten vier Tapes nacheinander maximal in der Mitte und legen Sie sie mit einer mittigen Basis in einem Abstand von einem Zentimeter parallel zueinander und jeweils im 45-Grad-Winkel zum Verlauf der Narbe bzw. des Körperareals auf. Die Enden laufen ohne Dehnung aus (festreiben).
4. Die restlichen vier Tapes kleben Sie in entgegengesetzter Richtung mit voller Dehnung in der Mitte ebenfalls parallel zueinander auf, sodass sich die Tapes mit den zuvor anlegten Tapestreifen genau im Mittelpunkt der Narbe im 90-Grad-Winkel kreuzen. Auch hier haben die Enden keine Dehnung (wieder alles festreiben).
5. Je nach Größe der Narbe können auch mehr Tapes nötig sein, um die Narbe vollständig abzudecken.

Meridiantechnik

Bei der Meridiantechnik folgen die Tapes dem Verlauf der Meridiane (Energiebahnen im Körper), um den Energiefluss zu verbessern. Hierdurch wird die durch die Meridiane fließende Lebensenergie, die sich z.B. durch Störungen wie Entzündungen oder Narben in einem Ungleichgewicht befindet, wieder ins Gleichgewicht gebracht und Energieblockaden werden gelöst. Die Tapeanlage erfolgt hier in Anlehnung an die Muskeltechnik. Die Lehren der Farbtherapie (blaue Tapes wirken dämpfend, rote anregend) werden hierbei miteinbezogen.

Nach dem Tapen

Neben einer ausreichenden Wartezeit zwischen dem Tapen und körperlicher Anstrengung bzw. Wasserkontakt (siehe unten) ist nach dem Tapen auch auf mögliche Hautreaktionen zu achten und die Wirkung des Tapes zu überprüfen. Alles hierzu sowie zu Haltbarkeit, Therapiedauer und zum Entfernen der Tapes erfahren Sie im Folgenden.

Jucken und Hautrötungen

Ein kurzzeitiges Jucken (10 bis 20 Minuten nach dem Aufkleben) ist in der Regel unproblematisch. Zum einen kommt es nach dem Tapen zu einer verbesserten Durchblutung, was wiederum zu einer besseren Versorgung der Nerven und einer größeren Empfindlichkeit der Haut führt. Zum anderen fördert das Tapen den Stoffwechsel, wodurch sich vermehrt Abfallstoffe lösen. Dies kann zu einem leichten Jucken führen. Hier ist es – wie generell beim Tapen – empfehlenswert, viel zu trinken, um den Abtransport von Abfallstoffen zu unterstützen. Hautrötungen in Wellenform ohne Juckreiz können auch auf die Hautanregung zurückzuführen sein, die eine Stunde bis 24 Stunden nach dem Tapen eintritt. Kommt es während der Anwendung jedoch unter dem Tape bzw. um es herum zu einer Rötung mit Juckreiz, wird der Juckreiz stärker oder hält er länger als eine halbe Stunde an, sollten Sie das Kinesio-Tape schnellstmöglich entfernen.

Waschen, Duschen, Schwimmen

Kinesio-Tapes können unter der Dusche, in der Badewanne, im Schwimmbad, in der Sauna und während schweißtreibenden sportlichen Betätigungen verwendet werden, ohne dass es die Wirkung oder Haftkraft beeinträchtigt. Nach Wasserkontakt sollten Sie die getapten Hautstellen jedoch nicht mit

Sitz des Tapes kontrollieren

Nach einiger Zeit Tragedauer ist es sinnvoll, die Wirkung abermals zu kontrollieren: Tritt der gewünschte Effekt ein? Wird die Beweglichkeit verbessert? Ist eine Stützfunktion erfüllt? Gerade sportlich aktive Menschen sollten nach einiger Zeit prüfen, ob das Tape noch richtig sitzt, damit die erhoffte Wirkung nach wie vor erreicht wird.

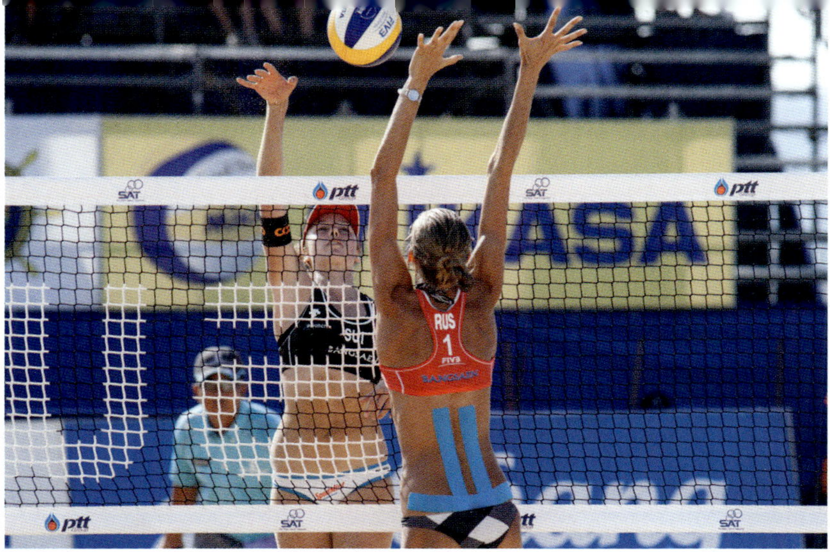

dem Handtuch abreiben, sondern nur vorsichtig abtupfen, damit die Haftung erhalten bleibt. Trocken föhnen sollten Sie das Tape nicht, da es sich durch die Hitze zu stark mit der Haut verbinden könnte, sodass sich das Tape schlecht löst und beim Entfernen kleine Hautpartikel mit abgelöst werden. Auch beim An- und Ausziehen sollten Sie darauf achten, die Tapes nicht abzulösen. Salzwasser und sehr starkes Schwitzen vertragen Tapes dagegen schlecht und lösen sich schneller ab. Extreme Wärmebehandlungen wie Fango oder Rotlichtbehandlungen sollten Sie während der Tragedauer vermeiden, da es hierbei zu Hautirritationen kommen kann.

Haltbarkeit

Je nach Vordehnung, Zugkraft, Körperstelle und Anzahl der Tapes, aber auch Kontakt mit Wasser, Schweißmenge, Hauttyp und Hautzustand kann die Hafteigenschaft variieren. So kann es sein, dass sich ein Tape noch Tage nach dem Tapen nur schwer entfernen lässt, während es sich in anderen Fällen schon nach wenigen Stunden ablöst. Ein gutes Tape hält etwa eine Woche, bevor es seine Spannung und Haftung verliert. Wie lange es hält, ist auch von der Körperregion abhängig: Während Tapes z. B. an den Armen grundsätzlich mehrere Wochen halten können, lösen sie sich an Regionen, die stärkerer Bewegung unterliegen wie etwa den Füßen und Händen, schneller. Hier kann ein vorsorglich zusätzlich ohne Zug quer an den Enden angelegtes Tape für eine bessere Haltbarkeit sorgen. Bei Tapes an den Füßen empfiehlt es sich, auch nachts dünne Wollsocken zu tragen, damit sie nicht durch nächtliche Körperbewegungen abgerieben werden. Auch bei

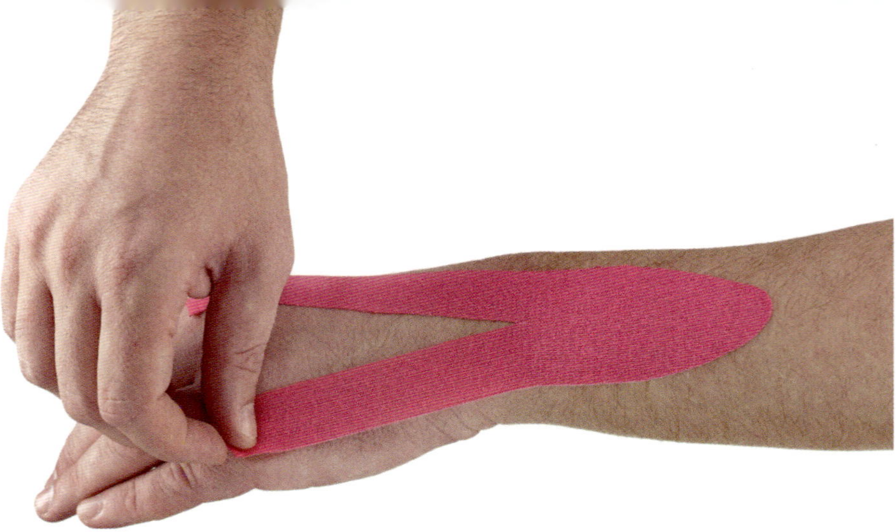

starker Belastung, z. B. beim Sport, ist die Haltbarkeit geringer. In der Regel sind jedoch auch haltbare Tapes nach einer Woche ausgeleiert und sollten bei Bedarf erneuert werden. Kurze Enden, die sich gelöst haben, können einfach mit der Schere abgeschnitten werden, um zu verhindern, dass sich das Tape weiter löst. Nachträglich sollten Sie das Tape, wenn es sich gelöst hat, nicht mit anderen Mitteln fixieren, da sonst der gewünschte Effekt nicht mehr gegeben ist.

Therapiedauer

Wird das Tapen, z. B. im Sport, vorbeugend eingesetzt, werden die Tapes lediglich vor der sportlichen Belastung aufgeklebt und danach wieder entfernt. Akute Beschwerden sollten drei bis fünf Tage nach dem Tapen deutlich abgeklungen sein. Ist dies nicht der Fall, sollten Sie einen Arzt aufsuchen, um die Ursache abzuklären, und gegebenenfalls eine andere Methode anwenden. Bei chronischen Erkrankungen können – je nach Absprache mit dem Arzt oder Therapeuten – fünf bis zehn Behandlungen im wöchentlichen Abstand angeraten sein. Die Behandlung kann dann über mehrere Monate fortgeführt werden. In der Regel bleibt die Schmerzreduzierung auch nach Lösen des Tapes erhalten. Die Schmerztherapie kann jedoch beliebig oft fortgesetzt werden. Sollte sich das Tape nicht nach spätestens sieben Tagen von selbst lösen und soll es weiterhin angewendet werden, muss es gegen ein neues ausgewechselt werden, da nach dieser Zeit die Spannkraft und somit der Reiz auf die Haut nachlässt. Allerdings sollten Sie darauf achten, nach einer Anwendung möglichst einige Stunden bis ein oder zwei Tage abzuwarten, bevor Sie ein neues Tape anlegen, damit die Haut „durchatmen“ kann.

Kinesio-Tapes entfernen

Um beim Entfernen des Tapes kleine Hautverletzungen und -irritationen oder Blutergüsse an empfindlichen Stellen zu vermeiden, sollten Sie es einige Minuten lang gut durchnässen (am besten im Bad oder unter der Dusche) und bei gestraffter Haut in möglichst flachem Winkel in Haarwuchsrichtung langsam abziehen. Am Rumpf verläuft die Haarwuchsrichtung normalerweise von der Mitte weg, bei Armen und Beinen verläuft sie abwärts. Vermeiden Sie es, am Tape zu reißen, und fassen Sie beim Ablösen des Tapes immer wieder nach. Lässt sich das Tape schlecht lösen, z. B. bei trockener Haut, oder haben Sie sehr empfindliche Haut, können Sie mit Wasser und Seife oder Öl bzw. fetthaltiger Körperlotion nachhelfen (ca. fünf Minuten einwirken lassen und dann unter warmem Wasser vorsichtig abziehen). Auch das Tränken des Tapes mit Franzbranntwein kann helfen, die Klebeschicht zu lösen. Ist das Entfernen schmerzhaft, gibt es spezielle Kleberlöser, die das Tape durchdringen und den Acrylkleber aufweichen. Sogenannte Sprühentferner werden auf die Außenseite aufgesprüht und die Tapes lassen sich dann einfacher abziehen. Kleine Rötungen nach dem Abziehen können gut mit einer Pflegelotion behandelt werden. Bei empfindlicher Haut, z. B. bei älteren Menschen und kleinen Kindern, sollte das Tape länger auf der Haut gelassen werden, damit es sich dann beim Entfernen leichter ablöst.

Wenn das Tapen keine Wirkung zeigt

Wie bereits geschildert, vermeidet man Fehlbehandlungen und Fehlschläge beim Tapen, wenn man zunächst die Ursachen der Erkrankung ärztlich abklären lässt. Im Idealfall lässt man sich die korrekte Anwendung von einem Arzt oder Physiotherapeuten demonstrieren. Oft zeigt sich sofort nach dem Tapen eine positive Wirkung. Bleibt das Tape jedoch wirkungslos, kann dies an einer falschen Anlagetechnik liegen. Versuchen Sie beispielsweise, die Schmerzen genau zu lokalisieren. Für manche Beschwerden kann eine spezifischere Art der Anlage empfehlenswert sein. Überprüfen Sie auch nochmals Ihre Vorgehensweise anhand der Beschreibung. Auch die Tapefarbe kann durchaus in Bezug auf die Wirkung eine Rolle spielen. So kann es sein, dass Patienten mit gleicher Erkrankung bestimmte Farben in einem Fall als wirkungsvoll, im anderen als wirkungslos bzw. gar als unangenehm empfinden. Hier empfiehlt es sich, verschiedene Farben und ihre Wirkungen auszuprobieren.

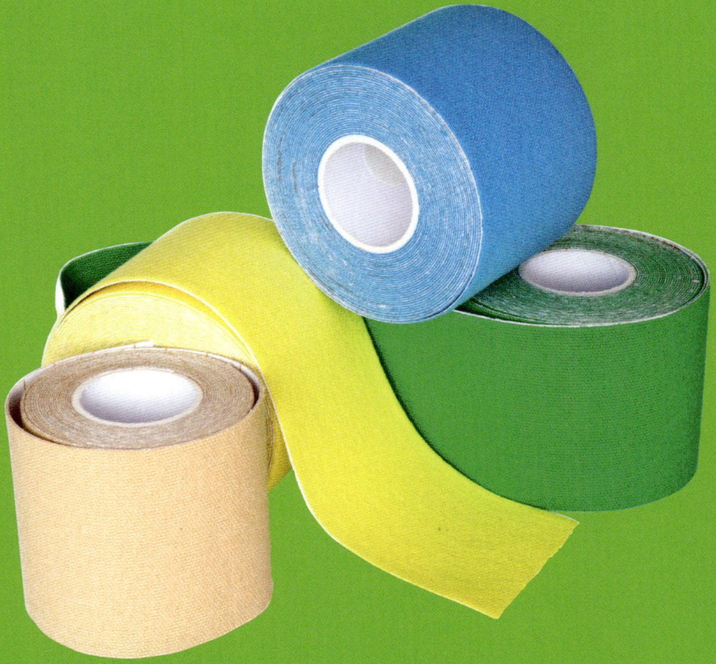

Anlagen bei verschiedenen Beschwerden

Nachdem Sie in den vorangegangenen Kapiteln die Wirkungsweise der Kinesio-Tapes, verschiedene Anlageformen und das allgemeine Vorgehen beim Tapen kennengelernt haben, finden Sie im Folgenden eine Auswahl häufiger Beschwerden mit Beispielen für entsprechende Tapeanlagen.

Schmerzen der seitlichen Halsmuskulatur

Die seitlichen Halsmuskeln sind an jeder Bewegung des Kopfes beteiligt. Daher sind Schmerzen und Verspannungen in diesem Bereich sowohl besonders verbreitet als auch sehr unangenehm. Gerade bei leichten überlastungsbedingten Beschwerden können Sie jedoch mithilfe der Tapes gut ohne Medikamente auskommen.

Beschwerden erkennen

Beschwerden in diesem Bereich sind Schmerzen, Verspannungen, Muskelverhärtungen und Steifigkeit an der Seite des Halses. Verspannungen des Kopfwenders können auch zu Schmerzen im Bereich des Oberarms, der Schulter, der Halswirbelsäule sowie am Kopf, Auge, Ohr und im Gesicht führen. Auch Beschwerden wie Migräne, Schwindel, Gleichgewichtsstörungen, Nasennebenhöhlenverstopfung, Sehstörungen (Flimmern, Doppeltsehen), Stirnkopfschmerz und Tinnitus können mit Verspannungen der seitlichen Halsmuskeln zusammenhängen.

Ursachen der Beschwerden

Wenn die Muskulatur verspannt ist, übt sie auf den großen Hinterhauptnerv und die Halsschlagader Druck aus, was die Nährstoffversorgung und die Durchblutung stört. Dies wiederum führt zum einen zu Schmerzen in diesem Bereich und zum anderen zu Beschwerden wie Tinnitus.

Das sollten Sie beachten

Bei einem Schleudertrauma ist unbedingt ein Arzt aufzusuchen, um Verletzungen von anderen Halswirbelsäulenstrukturen auszuschließen. Verspannungen vergehen nach einiger Zeit meist von selbst. Werden die Beschwerden jedoch schlimmer, halten sie an oder kehren sie häufig wieder, ist es angeraten, einen Fachmann zurate zu ziehen. Auch andere Beschwerden wie hartnäckige Kopfschmerzen oder anhaltende Migräne sollten ärztlich abgeklärt werden. Dies ist auch der Fall, wenn mit den Muskelschmerzen Gefühlsstörungen wie Taubheit oder Kribbeln einhergehen, die Schmerzen in die Arme ausstrahlen und Bewegungseinschränkungen bei der Kopfbewegung oder Muskelschwäche in Armen oder Schultern hinzukommen.

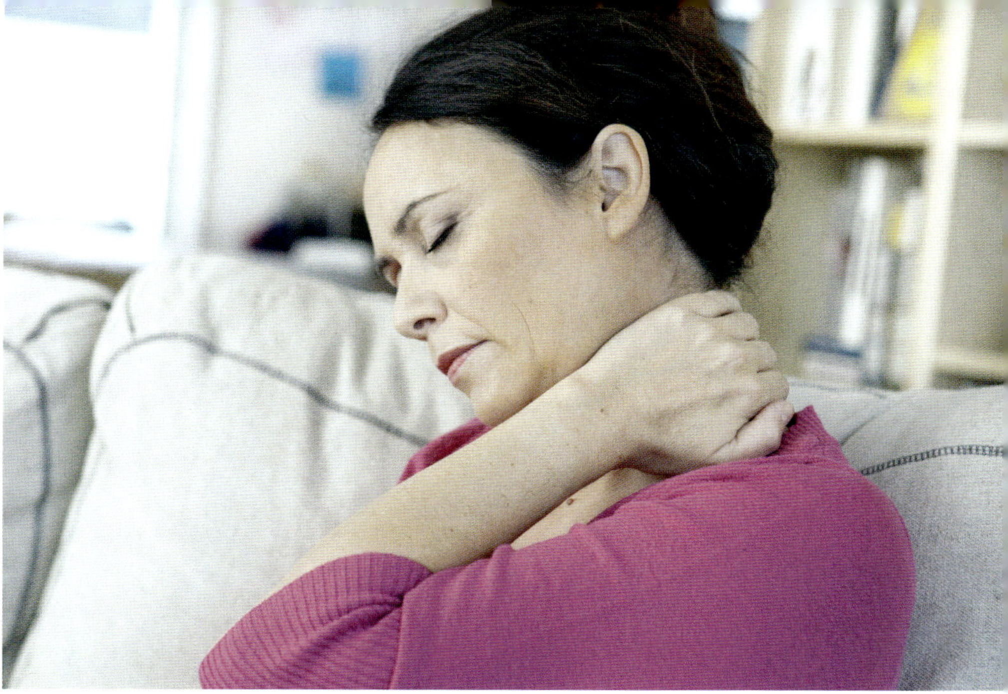

Bei verspannten Muskeln senden die hier sitzenden Rezeptoren verzerrte Informationen über die Stellung des Kopfes zum Gehirn, wodurch es zu Schwindel kommen kann. Verspannungen und Schmerzen im Bereich der seitlichen Halsmuskulatur können z. B. durch Fehlhaltungen wie anhaltende Kopfschiefhaltung oder eine dauerhaft seitwärts gedrehte Kopfhaltung bedingt sein. Fehlhaltungen können beispielsweise auch aus einem unergonomisch gestalteten Arbeitsbereich (z. B. nicht mittig positionierter PC-Bildschirm) oder aus dem Einklemmen des Telefonhörers zwischen Kopf und Schulter resultieren. Aber auch Über-Kopf-Arbeiten oder eine unbequeme Schlafhaltung (z. B. Bauchlage beim Schlafen) kann zu Verspannungen und Schmerzen in der seitlichen Halsmuskulatur führen. Zudem kann eine einseitige Belastung beim Tragen (z. B. bei Schultertaschen) die Beschwerden verursachen. Eine weitere Ursache kann anhaltender körperlicher und seelischer Stress sein. In diesem Fall sendet das Gehirn ein Gefahrensignal an die Muskeln, um den Kopf- und Nackenbereich zu schützen. Dies wiederum führt zu Verspannungen. Dauerhaft verspannte Muskeln verlieren jedoch irgendwann an Elastizität und sind selbst in Ruhe verhärtet. Aber auch hohe Belastungen wie etwa ein Schleudertrauma oder Sportverletzungen können Schmerzen im Bereich der seitlichen Halsmuskulatur zur Folge haben.

Wirkung des Tapes

Der Einsatz der Kinesio-Tapes erhöht den Stoffwechsel im betroffenen Bereich und reduziert die Muskelspannung. Hierdurch wird der Schmerz gemildert und die Heilung beschleunigt. Das Tape unterstützt und verbessert außerdem die Seitwärtsbewegung des Kopfes. Ein durch den verspannten Muskel blockierter Blut- und Lymphfluss wird durch das Tape wieder angeregt, und hiermit zusammenhängende Beschwerden wie z.B. Tinnitus können abgemildert werden.

Anatomisches Wissen

Die seitliche Halsmuskulatur wird als großer Kopfwender (Musculus sternocleidomastoideus) bezeichnet. Den entsprechenden Muskel können Sie erkennen, wenn Sie sich vor einen Spiegel stellen und den Kopf drehen: Er verläuft wulstförmig schräg über die Seitenfläche des Halses vom Bereich zwischen Brust- und Schlüsselbein bis zum Hinterhaupt hinter dem Ohr. Dieser Muskel ist an allen Bewegungen von Hals, Kopf und Schultern beteiligt. Bewegen wir den Muskel einseitig, dreht und neigt er den Kopf zur Seite. Spannen sich die Kopfwender beider Halsseiten an, hebt sich das Kinn nach oben. Außerdem unterstützt der Muskel das Einatmen. Zusammen mit den tief liegenden vorderen Halsmuskeln stabilisiert er die Halswirbelsäule und verhindert, dass der Kopf zu weit nach hinten fällt. Im Bereich des Kopfwenders liegen wichtige Nerven und Blutgefäße. Der ihn versorgende Nerv ist der Beinerv (Nervus accessorius). Außerdem verläuft am Hinterrand des Muskels der große Hinterhauptsnerv und an seinem Vorderrand die Halsschlagader. Am Muskel befinden sich des Weiteren Rezeptoren, die an der Regulierung des Gleichgewichts beteiligt sind. Über ihre Bewegung erhält das Gehirn Informationen über die Position des Kopfes im Verhältnis zum Körper.

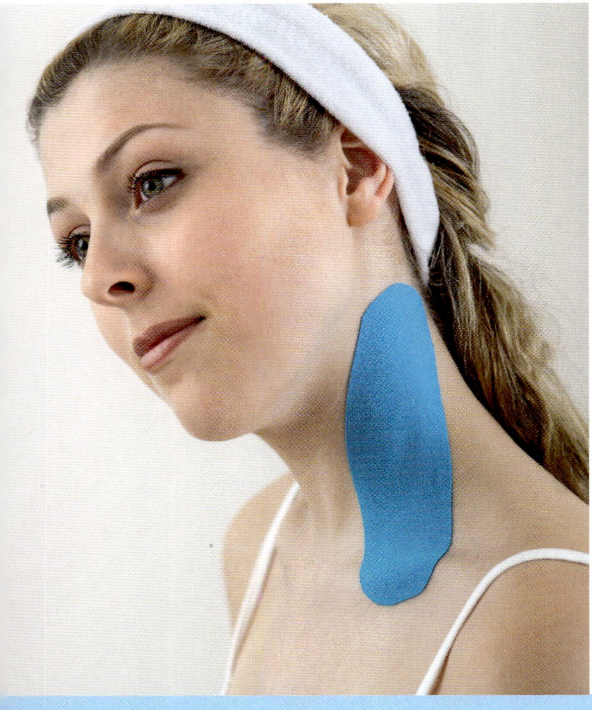

ANWENDUNGSBEISPIEL

Bei dieser Tapeanlage benötigen Sie die Hilfe eines Partners.

Sie benötigen: 2 I-Tapes (bei Vordehnung des Muskels von hinter dem Ohr bis kurz vor dem Schlüsselbein)

So gehen Sie vor:

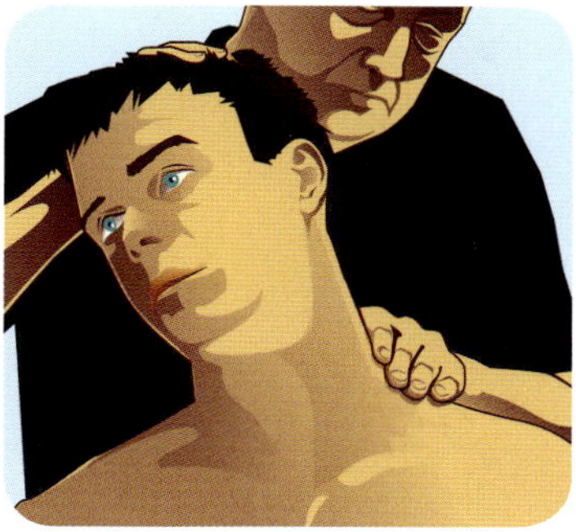

1. Neigen Sie Kopf und Hals in die Gegenrichtung des schmerzenden Muskels und drehen Sie den Kopf leicht zur betroffenen Seite hin.

2. Die Basis des ersten I-Tapes setzen Sie nun hinter dem Ohrläppchen (reiben) und legen es ohne Zug bis zum Brustbein an (wieder festreiben).

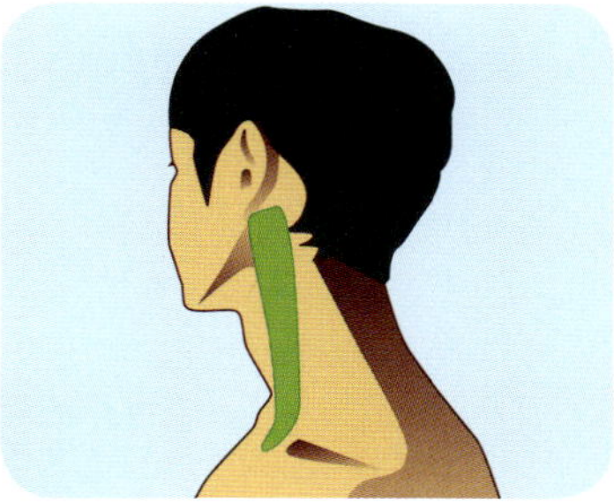

3. Anschließend setzen Sie die Basis des zweiten I-Tapes in derselben Kopfhaltung – abermals ohne Zug – direkt hinter dem ersten hinter dem Ohr (reiben) und führen das Tape zum vorderen Drittel des Schlüsselbeins (alles festreiben).

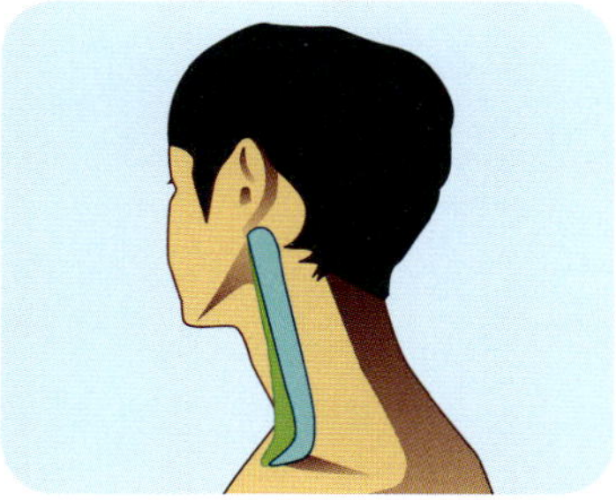

Tipp

Anstelle zweier I-Tapes können Sie hierfür auch ein Y-Tape verwenden, das Sie hinter dem Ohr beginnend, in Form eines umgedrehten Vs nach unten hin anlegen – das vordere Tapeende am Brustbein, das hintere am vorderen Drittel des Schlüsselbeins.

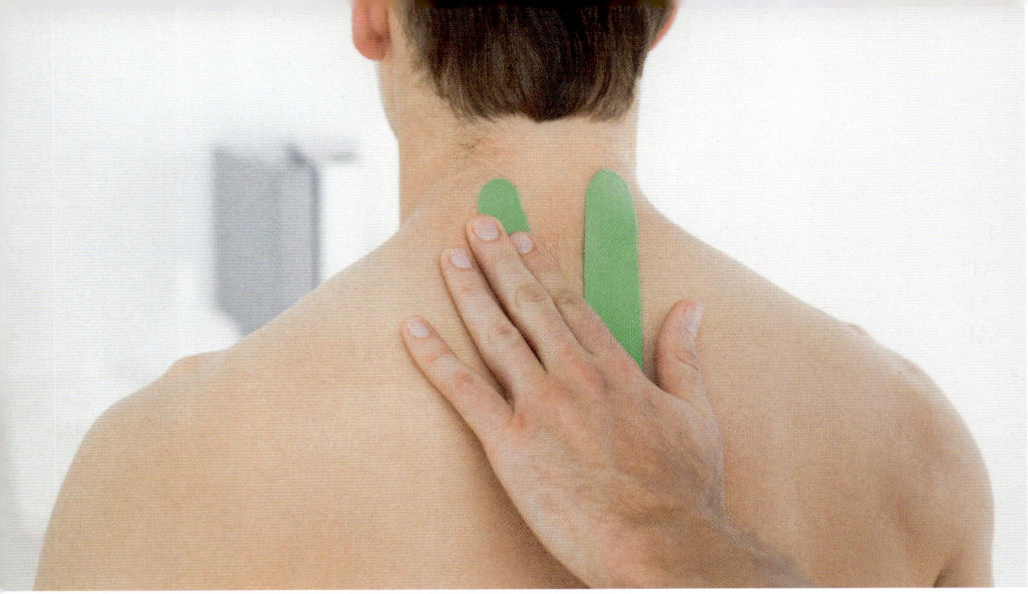

Schmerzen im Nackenbasisbereich

Hals und Nacken sind wichtige, aber auch recht komplexe Komponenten in unserer Anatomie. Schmerzen im Nackenbereich gehören daher zu den am häufigsten auftretenden Muskelschmerzen. Die im Folgenden beschriebene Tapeanlage ist geeignet, wenn Sie unter Schmerzen im Bereich der Nackenbasis zwischen den Schultern leiden.

Beschwerden erkennen

Die Beschwerden umfassen Verspannung in Nacken und Schultern, Muskelschmerzen und Druckempfindlichkeit. Die Schmerzen treten dabei nicht nur in Hals und Nacken – vor allem an der Nackenbasis – auf, sondern auch an den Schultern. Oftmals verlagern sie sich durch Nervenreize oder Entzündungen in angrenzende Bereiche wie die Ellenbogen und die Hände. Starke Nackenverspannungen können außerdem viele andere Beschwerden wie etwa Kopfschmerzen, Ohrgeräusche, Sehstörungen oder Schwindel nach sich ziehen.

Ursachen der Beschwerden

Meist gehen Schmerzen im Nackenbereich auf Verspannungen zurück. Diese werden z. B. durch Fehlhaltung oder Überbeanspruchung wie langes Arbeiten am Schreibtisch oder am Computer ausgelöst. Verspannungen und Muskelschmerzen können auch durch psychischen Stress, Depressionen oder Schlafstörungen bedingt sein. Durch Fehlhaltungen, z. B. wenn man den Kopf längere Zeit geneigt hält, kann die Bandscheibenflüssigkeit in Gegenrichtung gepresst werden, wodurch sich die Bandscheibenwand ausdehnt und schmerzhaft auf die Nerven drückt. Daneben können auch Bänderprobleme, Arthritis, Gelenksverrenkung oder eingeklemmte Nerven Hals- und Nackenschmerzen verursachen. Im Nackenbereich können zudem Bandscheibenprobleme auftreten, die z. B. auf eine schlechte Nährstoffversorgung durch eine dauerhaft starre Haltung ausgelöst werden. Die Folgen können schmerzhafte Nervenentzündungen sein. Ursachen von Schmerzen im Halswirbelsäulenbereich können aber auch gezerrte Muskeln (z. B. durch einen Unfall, ein Schleudertrauma oder plötzliche Bewegungen bzw. Richtungsänderungen beim Sport) sein.

Wirkung des Tapes

Das Tapen erhöht den Stoffwechsel und die Durchblutung im betroffenen Bereich. Es reduziert Schmerzen, senkt die Anspannung und beschleunigt die Heilung. Die Nackenmuskulatur wird durch die Tapes stabilisiert und unterstützt, außerdem werden Fehlstellungen der Kopfgelenke sanft korrigiert. Auch gegen Spannungskopfschmerzen kann die im Folgenden beschriebene Tapeanlage helfen. Meist zeigt sich die Schmerzlinderung sofort nach dem Tapen.

Das sollten Sie beachten

Durch Verspannungen verursachte Nackenschmerzen vergehen nach einigen Tagen von alleine. Ist dies nicht der Fall, verschlimmern sich die Beschwerden, kommen Bewegungseinschränkungen hinzu oder treten die Beschwerden immer wieder auf, sollte ein Arzt aufgesucht werden. Dies ist zudem unbedingt angeraten, wenn die Schmerzen mit ungeklärten Symptomen wie Kopfschmerzen, Fieber, Übelkeit, Krämpfen, Lähmungen, Bewusstseinsstörungen oder Taubheitsgefühlen und Kribbeln in den Armen und Händen einhergehen. Ebenfalls eine ärztliche Behandlung erfordern Schmerzen nach einer Verletzung oder einem Unfall sowie weitere Beschwerden (z. B. Bandscheibenprobleme). Die Art der Tapeanlage hängt entscheidend von den spezifischen Beschwerden ab. Daher sollten die Ursachen stets ärztlich abgeklärt und die Selbstbehandlung sollte mit dem behandelnden Arzt abgesprochen werden.

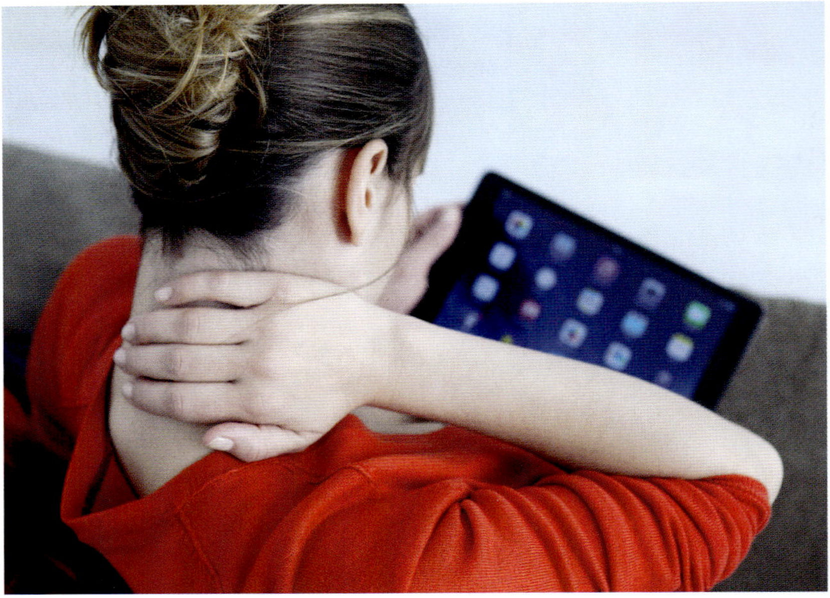

Anatomisches Wissen

Die Wirbelsäule setzt sich aus 34 Wirbeln zusammen. Das größte Bauelement der Wirbel bilden die Wirbelkörper. Zwischen den einzelnen Wirbelkörpern sitzen die mit einer gallertartigen Flüssigkeit gefüllten Bandscheiben, die als Stoßdämpfer fungieren und die Beweglichkeit der Wirbelsäule ermöglichen. Die Nährstoffversorgung der Bandscheiben erfolgt über Druck und Druckentlastung, wobei Gewebsflüssigkeit in den Gallertkern der Bandscheiben hinein- und hinausgepumpt wird. Dies erfolgt bei der Bewegung. Keine Bandscheiben befinden sich zwischen Kopf, erstem und zweitem Halswirbel. An die Wirbelkörper schließen sich Dorn- und Querfortsätze an. Hier setzen Muskeln und Bänder an, die die Wirbelsäule stabilisieren. Die Wirbelsäulenmuskeln liegen rechts und links der Wirbelsäule sowie über ihren Wirbelkörpern. Sie stabilisieren und bewegen die Wirbelsäule. Im Bereich von Hals, Schulter und Wirbelsäulenansatz liegen besonders viele Muskel- und Nervenstränge, wodurch dieser Bereich besonders anfällig für Schmerzen ist. Die Nackenmuskulatur ist maßgeblich an Bewegungen des Halsbereichs beteiligt. Hierzu gehören das Kippen des Kopfes nach vorne, das Zurücklegen des Kopfes in den Nacken und die Bewegungen zur Seite.

ANWENDUNGSBEISPIEL

Bei dieser Tapeanlage benötigen Sie die Hilfe eines Partners.

Sie benötigen: 3 I-Tapes (2 von einige Zentimeter unter dem Haaransatz bis über die Schulterblätter, 1 quer über die Oberseite der Schultern)

So gehen Sie vor:

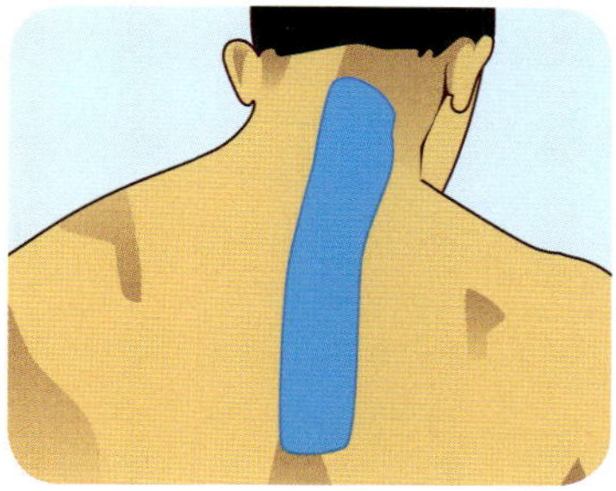

1. Neigen Sie im Sitzen den Kopf nach vorne und das Kinn nach unten. Setzen Sie die Basis des ersten langen Tapes ohne Zug einige Zentimeter unter dem Haaransatz neben der Wirbelsäule an und führen Sie den Zügel, ebenfalls ohne Dehnung, senkrecht nach unten an der Wirbelsäule entlang (festreiben).

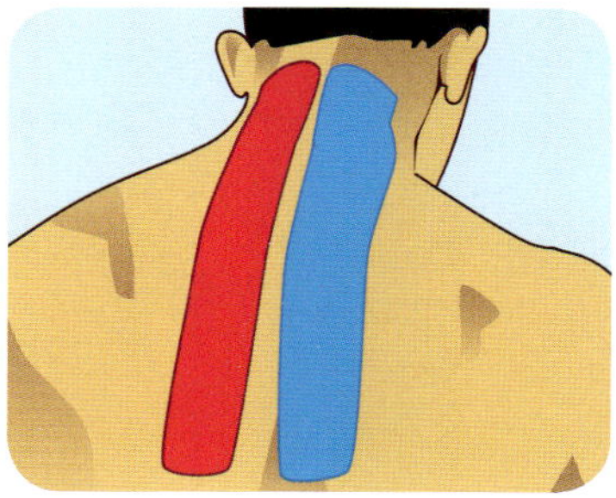

2. Dasselbe machen Sie auf der anderen Seite der Wirbelsäule.

3. Das dritte Tape legen Sie mit der um 75 Prozent gedehnten Mitte als Basis waagerecht auf der oberen Seite der Schultern über der Nackenbasis an. Die Enden werden ohne Zug angelegt (alles festreiben).

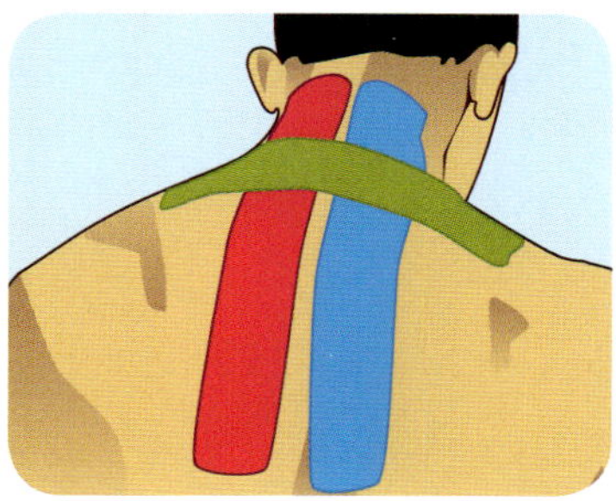

Tipp

Beachten Sie, dass das dritte Tape genau den Übergang von der Hals- zur Brustwirbelsäule bedeckt. Es verläuft über den prominenten Halswirbel. Dieser tritt an der Wirbelsäule deutlich tastbar hervor, wenn Sie den Kopf nach vorne beugen. Soll das Tape im Alltag nicht zu auffällig sein, können Sie ein hautfarbenes Tape verwenden.

Schmerzen des Trapezius

Schmerzen im Bereich des Nackens und der Schulterblätter sind nicht nur im Sport, sondern auch im Alltag keine Seltenheit. Da der Trapezius aus verschiedenen Anteilen mit unterschiedlichen Funktionen besteht, können die Beschwerden verschiedenartige Ursachen haben und sich in mehreren Bereichen zeigen.

Beschwerden erkennen

Je nach betroffenem Bereich zeigen sich die Schmerzen und Verspannungen im Bereich des Nackens, auf oder unter den Schulterblättern bzw. zwischen Schulterblatt und Wirbelsäule. Dabei können entweder größere Muskelbereiche teigig verspannt sein oder kleinere Bereiche sind knotig verhärtet. Die Beschwerden können ein- oder beidseitig auftreten. Sie zeigen sich häufig bei Bewegung (z.B. beim Heben oder Zurücknehmen des Arms, beim Zusammenziehen der Schulterblätter), aber auch in Ruhe. Auch nächtliche Schmerzen treten hierbei auf. Zu den Beschwerden können sich Kopfschmerzen und Schwindel gesellen. Zunächst entsteht ein Spannungsgefühl, dann ein Schmerz im Muskel, der bei fortdauernder Belastung chronisch werden kann. Die Schmerzen können auch in den Arm und die Finger ausstrahlen. Bei verletzungsbedingten Problemen können starke Schmerzen und Bewegungseinschränkungen vorliegen.

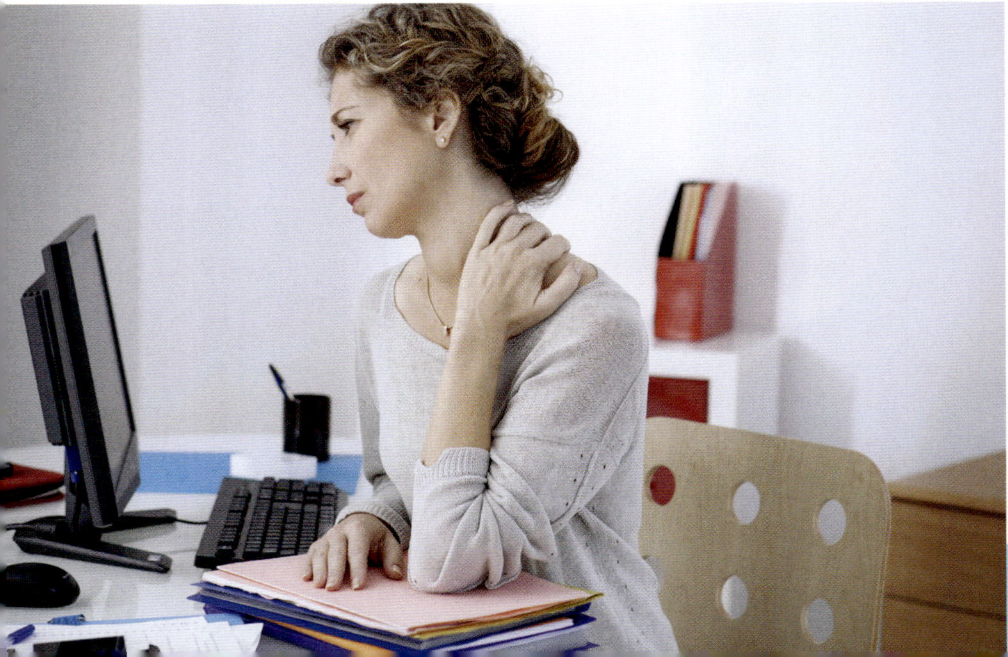

Das sollten Sie beachten

Überlastungsbedingte Schmerzen im Schulterblatt- und Nackenbereich verschwinden nach einiger Zeit der Schonung meist wieder von selbst. Anhaltende oder wiederkehrende Schmerzen sollten jedoch ärztlich abgeklärt werden. Dasselbe ist unbedingt bei unfallbedingten Schmerzen der Fall. Bei Schulterschmerzen gilt es zudem, verschleiß- oder entzündungsbedingte Sehnenbeschwerden wie ein Rotatorenmanschettensyndrom oder ein Impingementsyndrom auszuschließen, um diese entsprechend zu behandeln.

Ursachen der Beschwerden

Schmerzen im Bereich des Trapezius können sich durch eine verspannte Muskulatur bilden. Hierfür verantwortlich ist eine dauerhaft überlastete oder einseitig belastete Muskulatur. Sind die oberen Muskelanteile verspannt, ist dies meist dadurch bedingt, dass die Schultern zu oft hochgezogen werden oder man eine dauerhaft gekrümmte Haltung einnimmt. Neben Fehlhaltungen sind häufig auch Stress und Angst für hochgezogene Schultern und Verspannungen verantwortlich. Aber auch bei starker Konzentration ziehen manche Menschen die Schultern unwillkürlich nach oben. Daneben können ein unergonomischer Arbeitsplatz (z. B. ein zu hoch eingestellter Schreibtisch) sowie schlechte Angewohnheiten (z. B. Hochziehen der Schultern beim Mausbedienen oder Telefonieren), die im Alltag beibehalten werden, zu Schulterschmerzen im Bereich des Trapezius führen. Ebenso kann eine falsche Haltung beim Anheben und Tragen mit angehobenen Schultern Beschwerden in diesem Bereich bedingen. Auch bei bestimmten Sportarten wie z. B. im Tennis können Schmerzen im Bereich des Schulterblatts auftreten. Zu Schmerzen zwischen den Schulterblättern kann es z. B. kommen, wenn man die Schultern übermäßig zusammenzieht, um einen Rundrücken zu vermeiden. Verspannungen im Nacken können auch auf eine Schwäche der Muskulatur des Schultergürtels und des mittleren Rückens zurückgehen. Infolgedessen sind die Muskeln von der Haltearbeit überfordert und verkrampfen. Zudem können Schmerzen im Bereich der Schulterblätter eine Reizung und Entzündung von Sehnen und Schleimbeuteln oder unfallbedingte Verletzungen zur Ursache haben.

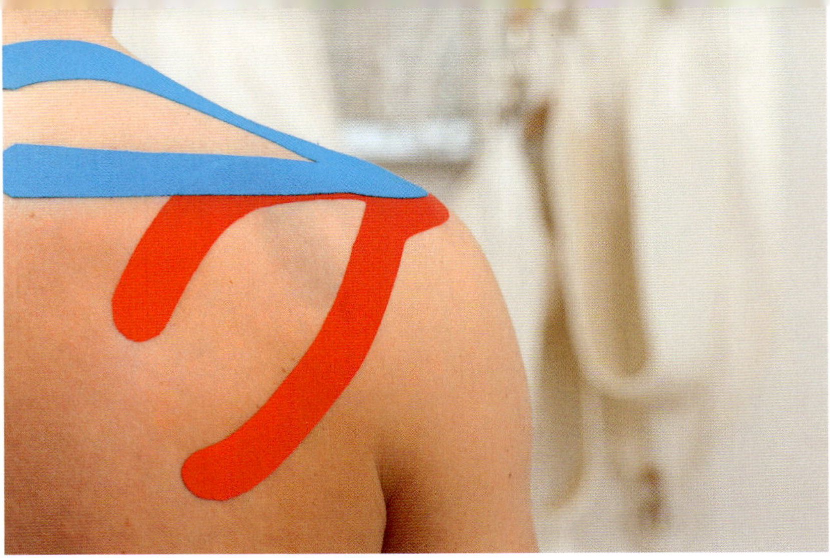

Wirkung des Tapes

Das Kinesio-Tape korrigiert eine fehlerhafte Haltung und unterstützt den Muskel bei seiner kontinuierlichen Haltearbeit. Die überforderten Muskelfasern werden dadurch gleichzeitig entspannt. Der Stoffwechsel und die Durchblutung im Muskel verbessern sich, die Schmerzen werden reduziert und die Heilung wird vorangetrieben.

Anatomisches Wissen

Der Kapuzenmuskel oder Schulterheber (Trapezius) erstreckt sich rautenförmig über den Nacken, die Schulterblätter und die Brustwirbelsäule. Er liegt zwischen Kopf und Halswirbelsäule einerseits und Schulterblatt und Schlüsselbein andererseits. Der Muskel setzt sich aus drei verschieden starken Anteilen zusammen: einem absteigenden Teil oberhalb des Schulterblatts, einem aufsteigenden Teil unterhalb des Schulterblatts und einem quer verlaufenden Teil zwischen Brustwirbeln und Schultergelenk. Etwas genauer gesagt, zieht sich der aufsteigende Teil von den Brustwirbeln bis zum Schulterblattbereich, der absteigende Teil liegt zwischen Schlüsselbein und Hinterhaupt und der querende Teil hat seinen Ursprung zwischen dem vorstehenden siebten Halswirbel und dem dritten Brustwirbel, seinen Ansatz im Schulterblattbereich. Die einzelnen Teilabschnitte haben eine nahezu entgegengesetzte Wirkungsrichtung und verschiedene Funktionen. Der absteigende Teil hebt die Schultern und dreht den Kopf, der quer verlaufende Teil zieht die Schulterblätter zusammen und der aufsteigende Teil senkt die Schultern.

ANWENDUNGSBEISPIEL

Bei dieser Tapeanlage benötigen Sie die Hilfe eines Partners.

Sie benötigen: 1 Y-Tape (5 cm breit, von der Schulter bis zum Haaransatz) und 1 I-Tape (2,5 cm breit, von der Schulter bis zur Wirbelsäule)

So gehen Sie vor:

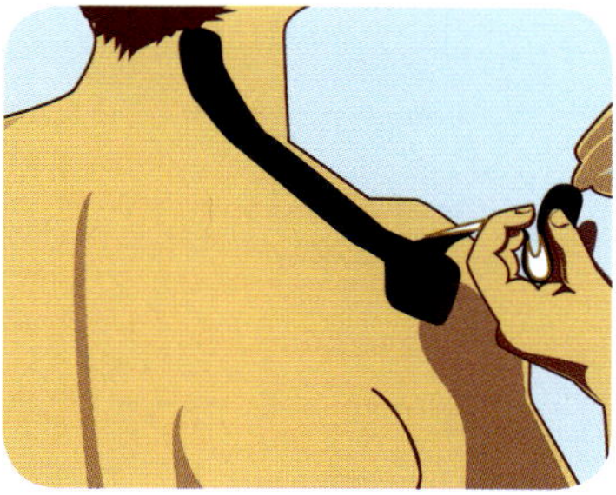

1. Die Ausgangsposition ist eine aufrechte, gerade Haltung im Sitzen. Legen Sie die Basis des Y-Tapes ohne Zug oben auf dem Schulterblatt an (festreiben). Neigen Sie nun den Kopf zur schmerzabgewandten Seite und legen Sie den oberen Zügel ohne Dehnung entlang des Nackens bis zum Haaransatz an (anreiben).

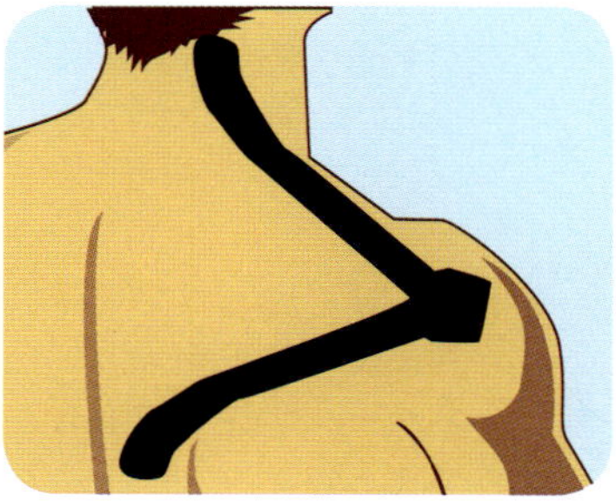

2. Nehmen Sie den Kopf zurück zur Mitte und kleben Sie den zweiten Zügel ohne Dehnung entlang des unteren Schulterblattwinkels bis zur Wirbelsäule (festreiben).

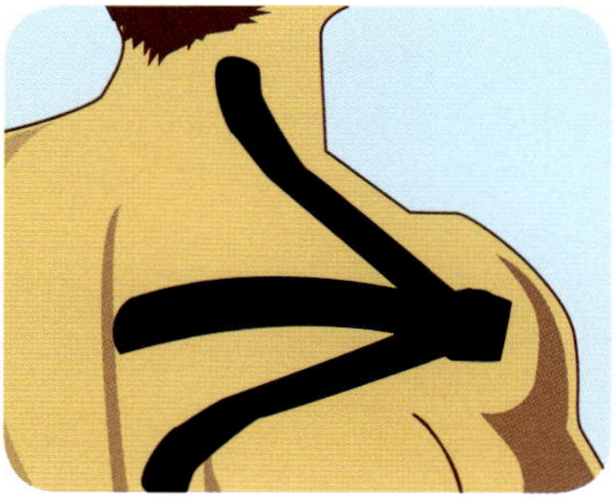

3. Setzen Sie nun die Basis des I-Tapes auf die des Y-Tapes und legen Sie das Tape ohne Zug in der Mitte der beiden anderen Zügel bis zur Wirbelsäule an (alles gut feststreichen).

Tipp

Da sich die Beschwerden häufig auch im Bereich des oberen Nackens zeigen, ist es empfehlenswert, zusätzlich ein Cross-Tape mittlerer Größe direkt auf den zuvor lokalisierten Schmerzpunkt zu kleben. Das Cross-Tape kleben Sie vor der Kinesio-Tape-Anlage auf (siehe hierzu S. 49).

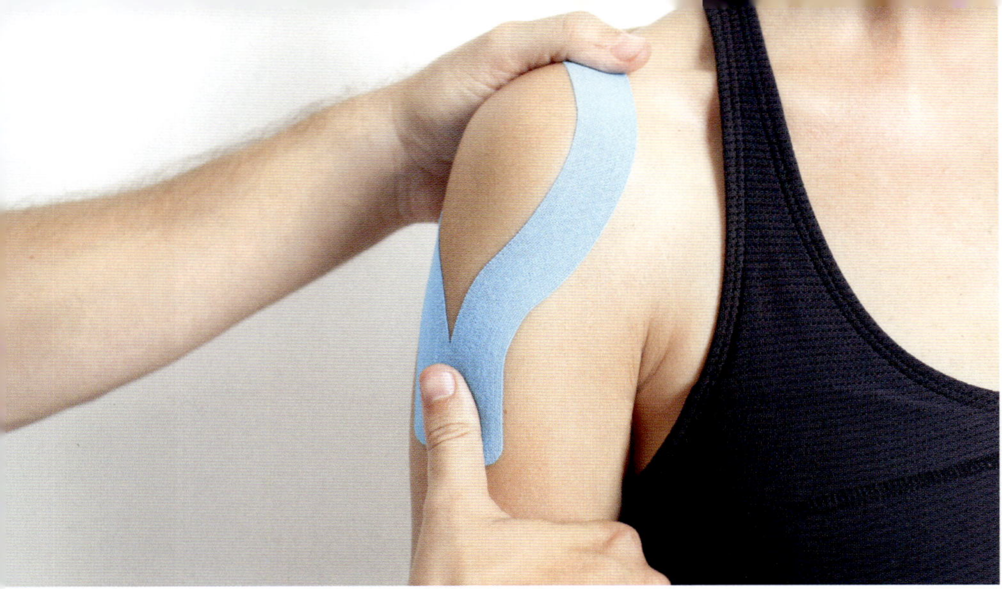

Schmerzen des Deltamuskels

Schulterschmerzen sind sehr beeinträchtigend, weil sie normale Bewegungen im Alltag stark erschweren können. Sie können verschiedene Ursachen haben. Die folgende Anlage ist bei Problemen der Schultermuskeln geeignet, wenn die Schmerzen im Bereich des Oberarms und des Schultergelenks auftreten. Sie kann auch hilfreich sein, wenn die Schulterschmerzen nicht genau zu lokalisieren sind und es keinen bestimmten Druckpunkt gibt.

Beschwerden erkennen

Ist der Deltamuskel betroffen, äußern sich die Schmerzen im Bereich des Schultergelenks und des Oberarms. Je nach Ursache treten sie bei körperlicher Belastung, alltäglichen Armbewegungen oder sogar nachts auf. Bewegungsschmerzen kommen vor allem beim Anheben der Schulter vor. Sie können mit ausstrahlenden Schmerzen in Hände oder Rücken oder Druckschmerz einhergehen. Bei schweren Beschwerden ist ein Kraftverlust vorhanden, und man kann den Arm aufgrund der Stärke der Schmerzen nicht mehr anheben. Auch bei einer schmerzhaften Schultersteife („Frozen Shoulder"), bei der die Beweglichkeit des Schultergelenks stark eingeschränkt ist bzw. jede Bewegung schmerzhaft ist, kann der Schmerz in den Deltamuskel ziehen. In diesem Fall verstärken sich die Beschwerden vor allem, wenn man den Arm nach innen oder außen dreht. Muskelverletzungen hingegen führen zu plötzlich einsetzenden Schmerzen an der Schulterrückseite. Sie können sich beim Heben des ausgestreckten Arms gegen leichten Widerstand sowie in Schwellungen oder Druckempfindlichkeit des Muskels äußern.

Ursachen der Beschwerden

Schmerzen im Bereich des Oberarms und Schultergelenks gehen meist auf eine Überlastung zurück. Durch Überdehnung kann es zu kleinen Rissen in den Muskelfasern kommen. Es tritt eine Reizung und Verspannung des Muskels auf. Häufig werden Überlastungen in diesem Bereich durch monotone Arbeit (vor allem Über-Kopf-Arbeiten und Greif- und Haltebewegungen in Schulterhöhe) oder beim Sport (z. B. exzessives Schultertraining im Fitnessstudio, starker Stockeinsatz beim Langlauf) verursacht. Ebenso kann das Halten und Heben schwerer Gewichte (z. B. das Arbeiten mit schwerem Werkzeug) zu Schmerzen des Deltamuskels führen. Auch wenn die Muskeln zu schwach sind, kann sich dies in Muskelschmerzen äußern. Zudem führen auch muskuläre Dysbalancen (siehe S. 22) zu Verspannungen und Schmerzen: Werden der Deltamuskel und sein Gegenspieler, der breite Rückenmuskel, beim Training nicht gleichmäßig beansprucht, kann dies zu Fehlhaltungen und schmerzhaften Verspannungen führen. Aber auch als Folge von Fehlhaltungen, Verletzungen (z. B. Schläge, Sturz auf die Schulter) und Entzündungen können Schulterschmerzen entstehen.

Das sollten Sie beachten

Schulterschmerzen können viele Ursachen haben und z. B. infolge von Problemen mit den Muskeln, Sehnen, Bändern oder dem Schleimbeutel entstehen. Hier gilt es, die Ursachen herauszufinden und Probleme wie Impingementsyndrom (verengtes Schultergelenk), eine Muskelzerrung, einen Riss der Rotatorenmanschette, eine Schultergelenkentzündung („Frozen Shoulder") oder Schulterarthrose auszuschließen, um sie angemessen zu behandeln. Vom Befund hängt es auch ab, wie getapt werden muss. So entscheidet die Symptomatik, ob der Muskel anregend getapt und in seiner Funktion unterstützt wird oder regulierend, wodurch seine Anspannung reduziert wird (siehe S. 50). Treten stärkere Schmerzen und Beschwerden auf, sollten Sie einen Arzt aufsuchen.

Wirkung des Tapes

Das Tapen trägt bei einer Reizung oder Überlastung der Muskulatur zur Muskelentspannung und -unterstützung bei. Es verbessert die Beweglichkeit und den Stoffwechsel im Bereich des Deltamuskels und lindert die Schmerzen. Auf diese Weise beschleunigt es die Heilung.

Anatomisches Wissen

Die Schulter setzt sich aus drei Hauptstrukturen zusammen: dem von Schlüsselbeinen und Schulterblättern gebildeten Schultergürtel, dem Schultergelenk sowie dem Schulterdach und dem Rabenschnabelfortsatz – Knochenvorsprünge am Schulterblatt. Das Schultergelenk liegt zwischen Schulterblatt und Oberarmknochen. Der obere Teil des Oberarmknochens, der Oberarmkopf, wird von einer flachen Mulde im Schulterblatt, der Gelenkpfanne, umfasst. Der Deltamuskel ist ein großer, dreieckiger Muskel, der über dem Schultergelenk liegt und ihm Halt verleiht. Er ist mit dem Schlüsselbein, dem Schulterblatt und dem Schulterdach verbunden und erstreckt sich von hier aus über die Schulter und die Außenseite des Oberarms bis zum oberen Drittel des Oberarmknochens. Der Muskel verleiht der Schulterregion ihre Kontur und der Schulter die meiste Kraft und dient dazu, die Arme nach oben, vorne, hinten und zur Seite zu bewegen.

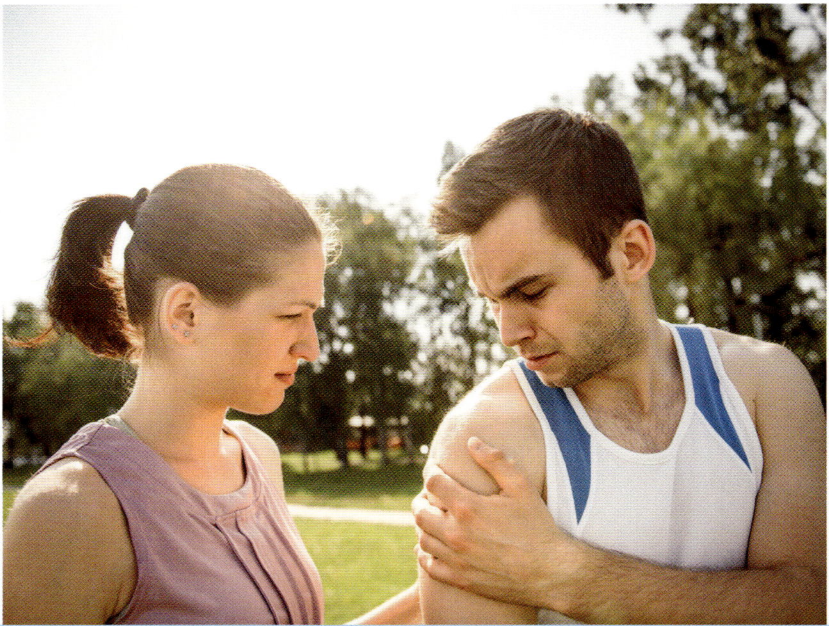

ANWENDUNG DER TAPES

Bei dieser Anlage können Sie sich selbst behandeln, einfacher ist es mit einem Partner.

Sie benötigen: 1 Y-Tape (ca. 3–4 cm unterhalb des Deltamuskels bis zum oberen Ende des Schulterblatts) mit ca. 3–4 cm langer Basis

So gehen Sie vor:

1. Reißen Sie das Papier an der Basis ein und legen Sie die Basis ohne Dehnung mittig an der Oberarmaußenseite unter dem Deltamuskel an, sodass die Gabelung des Tapes genau unter dem Muskel beginnt (festreiben).

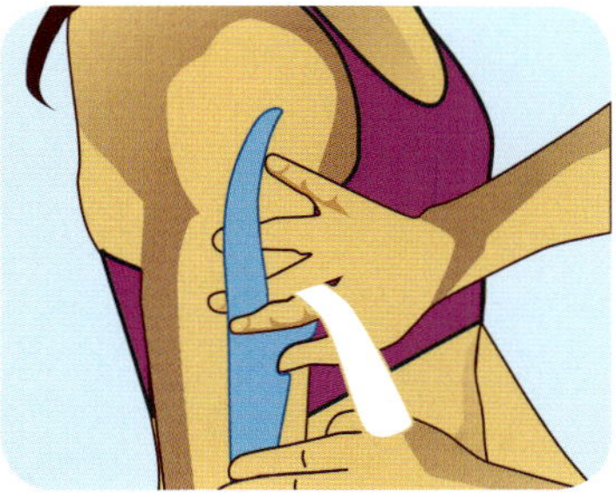

2. Führen Sie den betroffenen Arm dann nach außen-hinten, entfernen Sie das Trägerpapier auf dem vorderen Zügel und legen Sie diesen ohne Dehnung, dem Verlauf des vorderen Deltas folgend, um das Schultergelenk herum an (wieder anreiben).

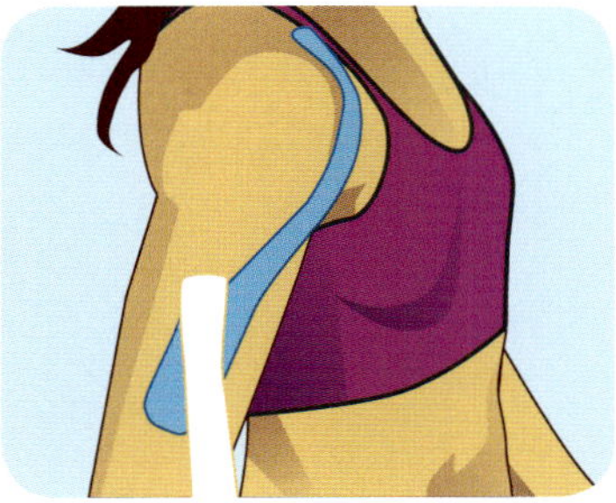

3. Nehmen Sie den Arm wieder nach vorne zurück. Lösen Sie das Trägerpapier des hinteren Zügels und legen Sie diesen – ebenfalls ohne Zug – im Verlauf des hinteren Deltas um das Schultergelenk herum an. Die Zügel enden dabei am seitlichen Drittel des Schlüsselbeins (vorderer Zügel) und am Oberrand des Schulterblatts (hinterer Zügel) (alles gut festreiben).

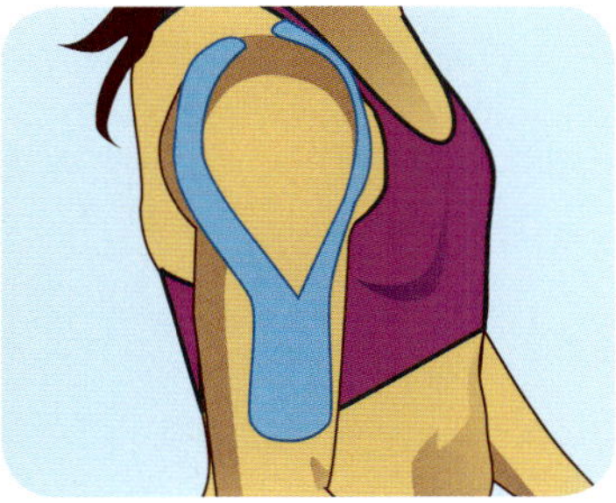

Tipp

Bei richtiger Y-Tape-Anlage zeigt sich am vorderen Zügel beim Nach-Vorne-Nehmen bzw. am hinteren Zügel beim Nach-Hinten-Nehmen des Arms eine Wellenbildung. Ist dies nicht so, haben Sie mit zu viel Zug gearbeitet oder den Arm beim Tapen nicht weit genug nach hinten bzw. vorne geführt.

Tennisarm

Der Ellenbogen und die hier liegenden Bänder und Nerven sind, ohne dass uns das bewusst wird, selbst bei einfachsten Aktivitäten einer ständigen Belastung und Beanspruchung ausgesetzt. Am stärksten betroffen sind meist die Sehnen im Ellenbogenbereich. Der Tennisarm (Epicondylitis lateralis) ist eine der häufigsten orthopädischen Erkrankungen. Er betrifft nicht nur Sportler, sondern kann z. B. auch durch Arbeiten im Haushalt ausgelöst werden.

Beschwerden erkennen

Ein Tennisarm äußert sich in stechenden Schmerzen im Bereich des äußeren Ellenbogens, die in Unterarm, Handgelenk und Hand ausstrahlen. Meist treten die Beschwerden einen bis drei Tage nach der zugrunde liegenden Aktivität auf. Sie bessern sich in der Regel in Ruhe und verschlimmern sich bei Bewegung, z. B. beim Greifen, Halten oder Heben mit ausgestrecktem Arm, bei Drehbewegungen wie Schrauben, beim Schreiben oder Händeschütteln. Die Schmerzen können sich auch bei Druck auf die betroffene Region zeigen. Teilweise kommt es zu einem Schwächegefühl im Handgelenk. In der Folge können Entzündungen, Schwellungen und Kraftminderungen in der Hand- und Fingermuskulatur hinzukommen. Meist sind die Beschwerden

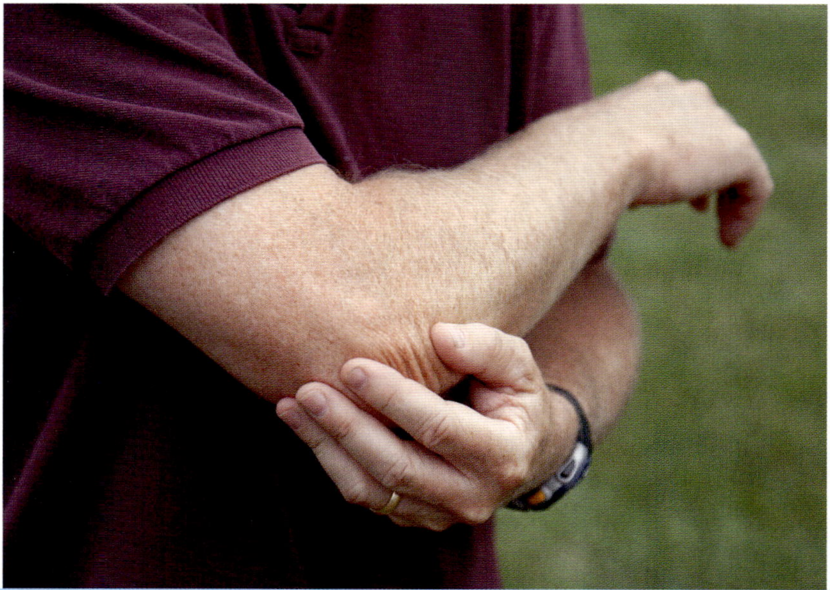

Das sollten Sie beachten

Es empfiehlt sich, einen Arzt aufzusuchen, um andere Schmerzursachen wie z. B. Arthrose oder eine Einengung oder Reizung von Nerven auszuschließen. Dies ist auch angeraten, da Ellenbogenschmerzen oft chronisch werden können. In Absprache mit dem behandelnden Arzt können neben anderen Maßnahmen (z. B. Ruhigstellen, Kälte- oder Wärmeanwendungen) auch Kinesio-Tapes eingesetzt werden. Die Anlageform beim Tapen ist dabei abhängig von der Art der Beschwerden. So erfordert z. B. der Golferellenbogen, bei dem die Schmerzen an der Innenseite des Ellenbogens liegen, eine andere als die im Folgenden beschriebene Tapeanlage.

leicht, sie können jedoch auch im Lauf der Erkrankung so schmerzhaft werden, dass eine normale Aktivität unmöglich ist.

Ursachen der Beschwerden

Beim Tennisarm handelt es sich um einen schmerzhaften Reizzustand der Sehnenansätze der Unterarmmuskeln und einer Entzündung am Ellenbogen. Häufig entstehen die Beschwerden durch einseitige, sich wiederholende Belastungen mit Überlastung der daumenseitigen Hand- und Fingerstreckmuskulatur. Neben bestimmten Sportarten wie Schläger- und Wurfsportarten können auch Haushalts- und Instandhaltungsarbeiten (z. B. Putzen, Hämmern, Heckenschneiden, Schneeschaufeln) oder Arbeiten am PC („Mausarm“) zu Überlastungen oder Reizungen der Muskulatur und der Muskelsehnen führen. Hierbei wird die Streckmuskulatur des Unterarms überlastet und der Sehnenansatz, der die Muskeln mit dem Ellenbogenknochen verbindet, verschleißt. Es kommt zu mikroskopisch kleinen Rissen in den Sehnen, die zu einer Entzündung im Gewebe führen können. Die Beschwerden werden begünstigt durch eine zu schwache Muskulatur, eine schlechte Technik und schlechte Ausrüstung beim Sport, unnötige Kraftaufwendung beim Greifen oder Überdehnung. Aber auch Haltungsfehler (z. B. bei der Haus- und Gartenarbeit, in Freizeit und Beruf) sowie eine ungünstige Schlafhaltung (Ablegen des Kopfes auf dem stark gebeugten Arm in Seitenlage) können zu Schmerzen und Beschwerden führen.

Wirkung des Tapes

Das Kinesio-Tape hilft dabei, die überbeanspruchte Muskulatur und die gereizten Sehnenansätze zu entlasten. Oft ist bei einem Tennisarm der betroffene Bereich mangelhaft durchblutet. Das Kinesio-Tape fördert die Durchblutung, verbessert den Stoffwechsel, senkt die Spannung und reduziert unmittelbar den Druck und die Schmerzen. Insgesamt verbessert es die Heilung der Beschwerden.

Anatomisches Wissen

Der Ellenbogen setzt sich aus drei Teilgelenken mit einer gemeinsamen Gelenkkapsel zusammen. Hier trifft der Oberarmknochen auf die Unterarmknochen Elle und Speiche. Bänder halten diese Knochen an ihrem Platz, Sehnen verbinden die Knochen mit ihren Gelenken und den Muskeln, und Nerven gewährleisten die Funktionsfähigkeit des Arms. Knorpel ermöglichen außerdem eine reibungslose Bewegung der Knochen an den Gelenken. Ebenso treffen am Ellenbogen die Muskeln zusammen, die dazu dienen, den Arm zu beugen, zu strecken und zu drehen. Hier haben verschiedene Muskelgruppen (des Arms, der Hand und der Finger) ihren Ursprung. Auf der Ellenbogeninnenseite befindet sich ein Großteil der Beugemuskeln, ihre Gegenspieler, die Streckmuskeln, liegen auf der Außenseite. Meist sind beim Tennisarm die Streckmuskeln des Handgelenks und der Finger betroffen. Die Streckmuskeln des Handgelenks beginnen an der Ellenbogenaußenseite am Oberarm und erstrecken sich über das Handgelenk zu den Mittelhandknochen und Fingern. Sie sind für das Strecken der Finger und das Anheben des Handgelenks, etwa beim Greifen, verantwortlich.

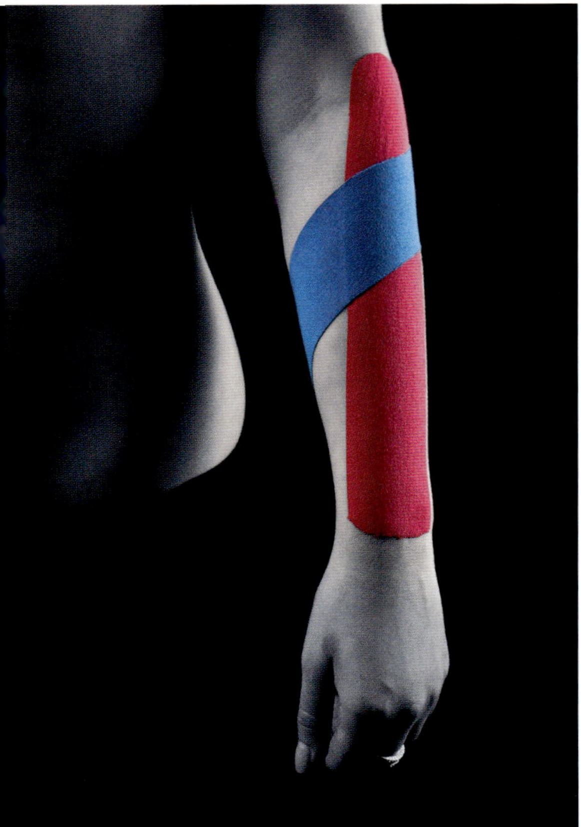

ANWENDUNGSBEISPIEL

Es ist möglich, sich selbst zu tapen.

Sie benötigen: 1 langes I-Tape (im vorgedehnten Zustand gemessen vom Handrücken bis über die Ellenbogenaußenseite), 1 kurzes I-Tape (vom äußeren Ellenbogen bis zur Mitte der Unterarminnenseite)

So gehen Sie vor:

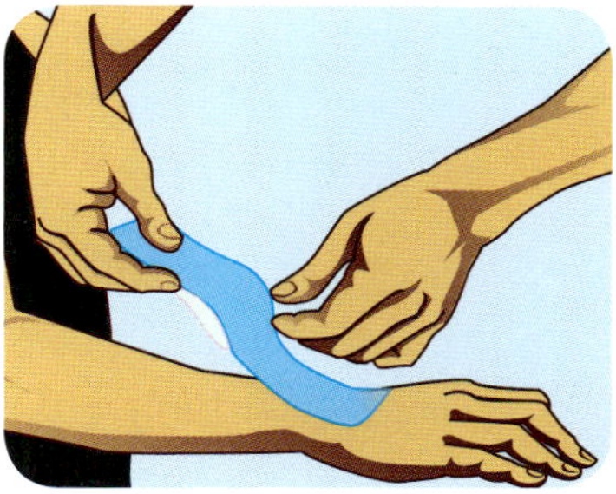

1. Legen Sie den betroffenen Unterarm mit der Handfläche nach oben entspannt flach auf einer Unterlage (z. B. Tisch) ab. Setzen Sie die Basis des längeren I-Tapes ohne Zug auf dem Handrücken (festreiben).

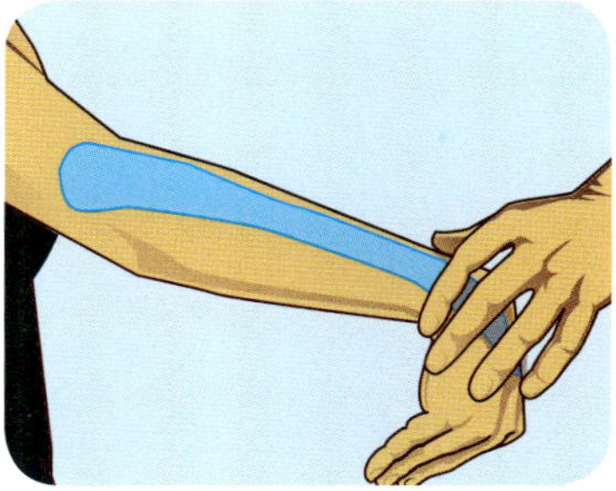

2. Strecken Sie den Arm gerade nach vorne aus und beugen Sie das Handgelenk nach unten. Kleben Sie das Tape mit leichter Dehnung senkrecht über Handgelenk und Unterarm bis über den äußeren Ellenbogen (anreiben).

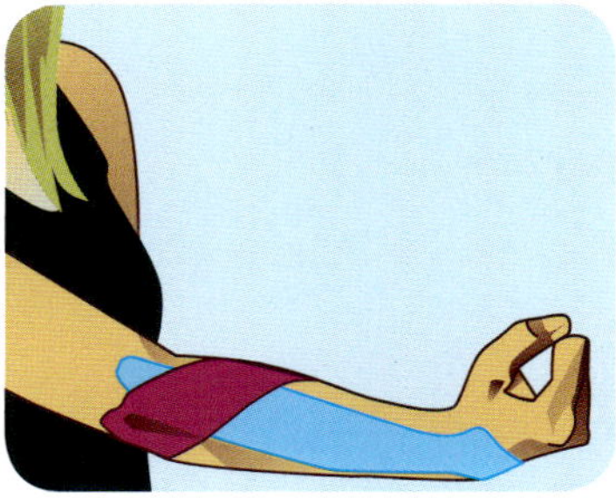

3. Die mittige Basis des kürzeren I-Tapes legen Sie mit maximalem Zug schräg über die Schmerzregion am Ellenbogen. Das Tape verläuft dabei unterhalb der Ellenbeuge, sodass das obere Ende am äußeren Ellenbogen, das untere Ende nach unten versetzt an der Unterarminnenseite sitzt. Die Enden laufen ohne Zug aus (festreiben).

Tipp

Achten Sie darauf, dass das erste Tape die Außenseite des Handgelenks großflächig bedeckt. Beachten Sie zudem, dass das Tape nicht in der Ellenbeuge liegt, da die Haut hier sehr empfindlich ist und es daher zu Hautirritationen kommen kann.

Allgemeine Handgelenksschmerzen

Sowohl im Alltag, etwa beim Schreiben, als auch beim Sport (z. B. beim Golf, Tischtennis oder Handball) wird das Handgelenk stark gefordert. Hier entstehen oft Überlastungen. Aber auch andere Ursachen können Missempfindungen bis hin zu starken Schmerzen im Handgelenksbereich bedingen. Aufgrund der Komplexität des Handgelenks können die betroffenen Strukturen und Beschwerden dabei vielfältig sein.

Beschwerden erkennen

Die Beschwerden zeichnen sich durch Schmerzen oder Missempfindungen im Bereich des Handgelenks aus. Die Schmerzen treten besonders oft bei Bewegung des Handgelenks, vor allem bei der Dehnung, auf. Die Bandbreite reicht dabei von kurzen, stechenden bis lang anhaltenden Schmerzen. Die Schmerzen am Handgelenk können auch in angrenzende Bereiche wie Arm und Hand ausstrahlen oder es kann – vor allem beim Karpaltunnelsyndrom – zu Sensibilitätsausfällen kommen. Verstauchungen treten in unterschiedlichen Graden auf – von überdehnten Bändern mit geringem bis moderatem Schmerz bis hin zu teilweisen oder vollständigen Bänderrissen mit verringerter Beweglichkeit, starken Schmerzen, Schwellungen, Rötungen oder Überwärmung der Haut sowie Gelenkinstabilität.

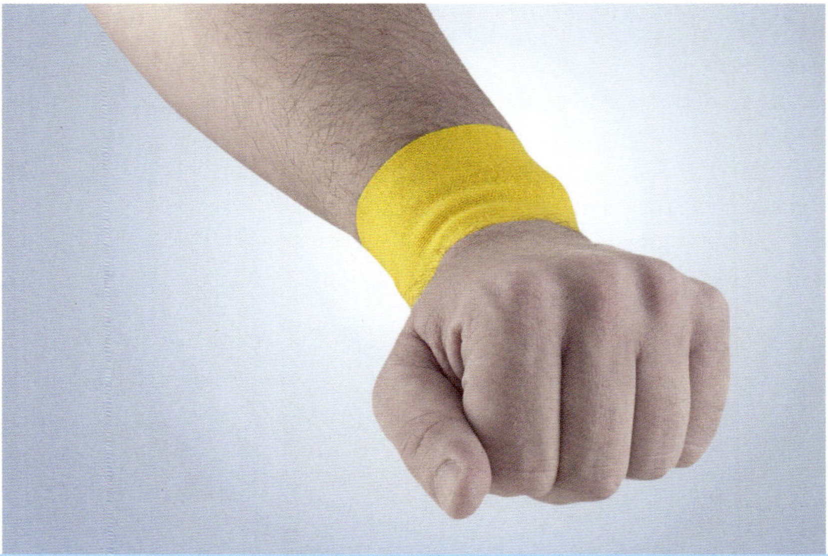

Das sollten Sie beachten

Suchen Sie nach einem Sturz auf die Hand unbedingt einen Arzt auf, um einen Knochenbruch oder Bänderriss auszuschließen. Dies ist wichtig, da eine unsachgemäße Behandlung in einem solchen Fall zu Folgeschäden führen kann. Auch bei anderen Ursachen ist es empfehlenswert, diese ärztlich abklären zu lassen. Denn hiervon hängt die Art der Behandlung und auch die Art der Tapeanlage ab. Die folgende Anwendung ist bei Beschwerden des Kapsel-Band-Apparats des Handgelenks geeignet.

Ursachen der Beschwerden

Verstauchungen treten auf, wenn die Bänder über den Normalbereich hinaus gedehnt werden. Schmerzen im Handgelenksbereich können z. B. entstehen, wenn die Bandstrukturen des Handgelenks oder Anteile davon reißen. Dies kann beispielsweise passieren, wenn man stürzt und dabei unglücklich auf die ausgestreckte Hand fällt, oder bei einer anderen Krafteinwirkung, die das Handgelenk stark beugt. Auch Stöße oder eine extreme Drehung des Handgelenks können diese Art von Beschwerden hervorrufen. Hierbei kann es auch zu einem Handgelenksbruch kommen. Wird der Medianusnerv dauerhaft eingeengt (z. B. bei Gewebsschwellung durch Überlastung oder Entzündung), entwickelt sich ein schmerzhaftes Karpaltunnelsyndrom. Falsche Belastung oder Überbeanspruchung wie z. B. beim Schreiben, Tippen oder bei Schlägersportarten verursachen durch wiederholte Reizungen der Gelenkstrukturen kleinste Verletzungen im Gewebe. Dies kann eine schmerzhafte Entzündung des Karpaltunnels nach sich ziehen. Auch eine Sehnenscheidenentzündung kann Schmerzen am Handgelenk hervorrufen. Seltener sind Schmerzen durch Handgelenksarthrosen, Gicht oder anatomische Fehlbildungen.

Wirkung des Tapes

Bei leichteren Verstauchungen kann das Kinesio-Tape die Gelenkkapsel und die Bänderfunktion unterstützen, die Bandstrukturen schützen und entlasten und das Handgelenk stabilisieren. Es nimmt den Druck vom schmerzenden Bereich und hilft dabei, die normale Beweglichkeit zu

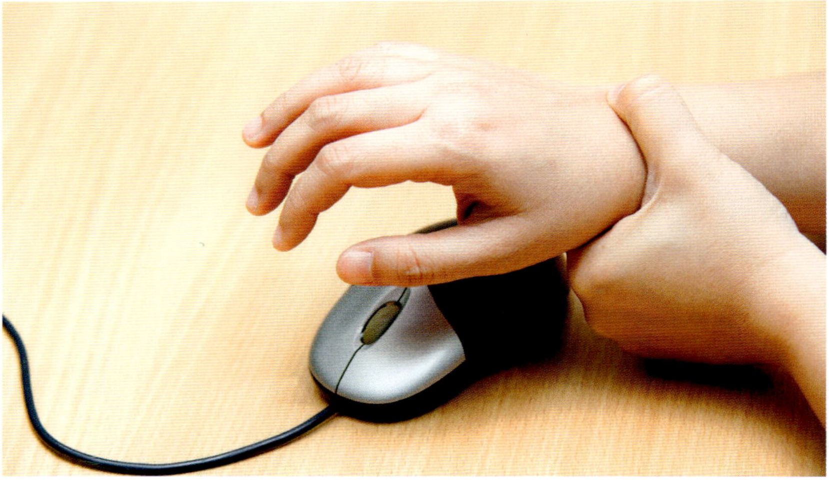

erleichtern. Zugleich schränkt es die Bewegung nicht komplett ein, was den Heilungsprozess beschleunigt. Auch eventuell vorhandene Entzündungen werden durch das Tape leichter abgebaut. Hiermit unterstützt es die Schmerzreduzierung und die Heilung.

Anatomisches Wissen

Das Handgelenk ist aus acht Handwurzelknochen aufgebaut, die den Karpaltunnel seitlich und von unten stützten. Dieser ist eine tunnelartige, von Bindegewebe umschlossene Röhre am Handgelenk, die vom Unterarm bis zur Handflächenseite des Handgelenks reicht. Durch ihn verlaufen die Sehnen und die Sehnenscheiden von neun Beugemuskeln (Fingerbeuger und Daumenbeuger), die die Bewegung von Hand und Fingern kontrollieren, aber auch der mittlere Handnerv (Medianusnerv). Letzterer ist u.a. für die Steuerung der Finger und die Rückmeldung von Empfindungen ans Gehirn verantwortlich. Nach oben hin begrenzt wird der Karpaltunnel vom Retinaculum flexorum, das sich quer zwischen den Handwurzelknochen erstreckt. Es ist ein aus straffem Bindegewebe bestehendes Band im Handwurzelbereich, das dafür sorgt, dass die Beugesehnen auch beim Beugen der Hand eng am Handgelenk anliegen. Die Bänder am Handgelenk, also das vordere und hintere Band sowie die Seitenbänder, führen von den Unterarm- bis zu den Handwurzelknochen. Sie erfüllen die Funktion, die Unterarmknochen und das Handgelenk zu stabilisieren.

ANWENDUNGSBEISPIEL

Bei dieser Tapeanlage benötigen Sie die Hilfe eines Partners.

Sie benötigen: 2 I-Tapes (ca. 2 cm kürzer als der Handgelenksumfang)

So gehen Sie vor:

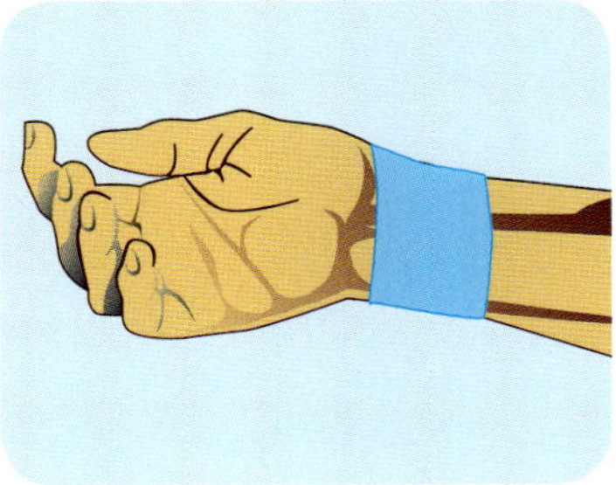

1. Halten Sie Ihren Arm mit der Innenseite nach oben vor sich. Das Handgelenk beugen Sie ein wenig nach unten und winkeln es zum kleinen Finger hin ab. Dehnen Sie das Tape in der Mitte um 50 Prozent und legen Sie die Tapemitte als Basis gedehnt quer über die Innenseite des schmerzenden Handgelenks.

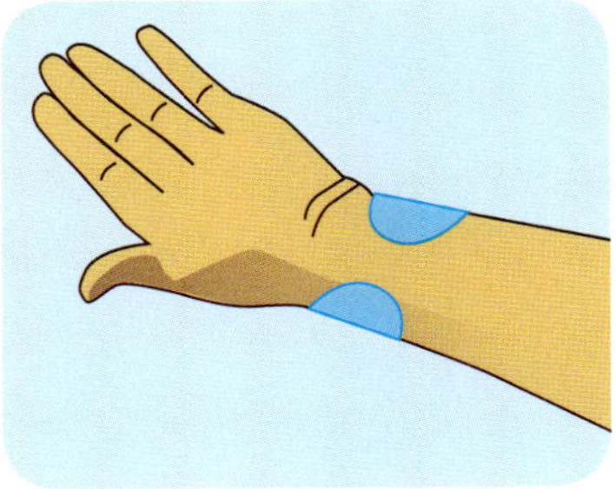

2. Drehen Sie die Hand mit der Innenfläche nach unten und fixieren Sie die Tapeenden ohne Dehnung an der Handgelenksaußenseite (reiben). Die Tapeenden sollten sich dabei nicht berühren.

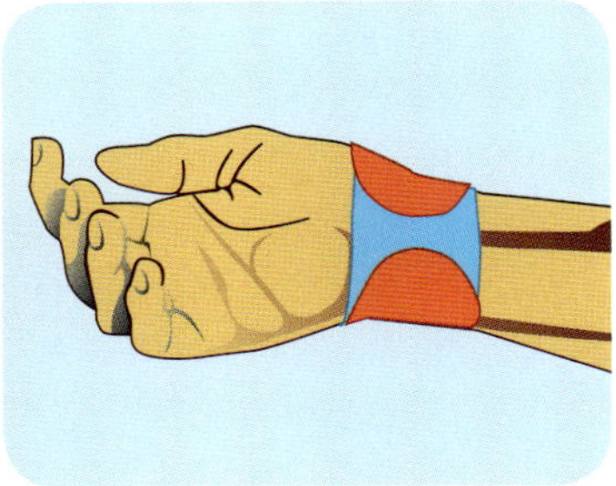

3. Halten Sie das Handgelenk leicht hochgezogen mit dem Handrücken nach oben. Legen Sie die Mitte des zweiten I-Tapes unter starkem Zug als Basis quer auf der Mitte der Handgelenksoberseite genau über dem ersten Tape an (reiben). Drehen Sie das Handgelenk um, sodass die Innenseite nach oben zeigt, und befestigen Sie die Enden ohne Zug (reiben). Achten Sie wiederum darauf, dass sich die Enden nicht berühren.

Tipp

Legen Sie die Tapeenden stets ohne Dehnung an. Werden sie mit Zug angelegt, besteht die Gefahr, dass sich unter dem Tape Spannungsblasen bilden.

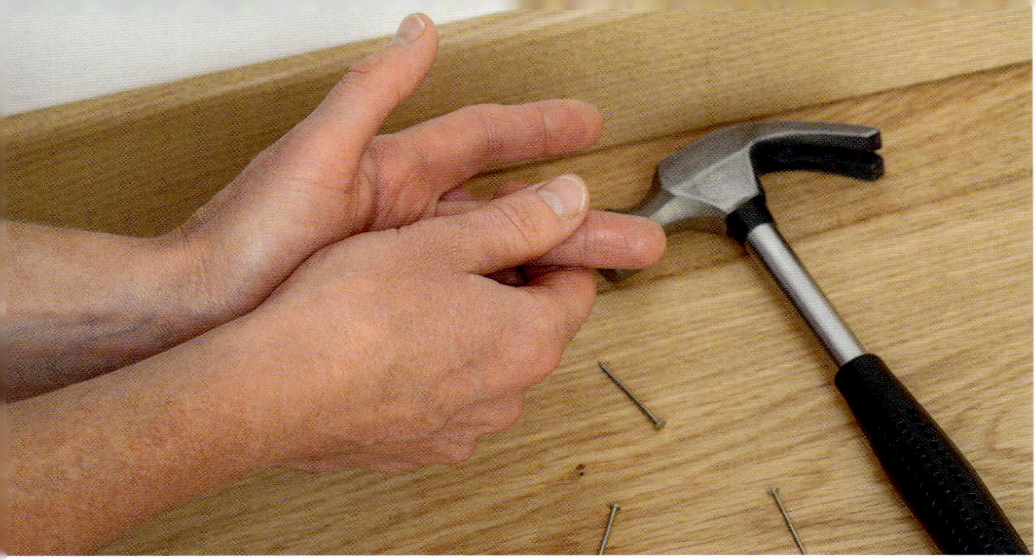

Finger

Ob bei der Arbeit oder in der Freizeit – Fingerverletzungen können schnell passieren: Leicht einmal quetscht man sich z. B. den Finger in der Haus- oder Autotür ein oder schlägt sich beim Heimwerken versehentlich mit dem Hammer auf den Finger. Derartige kleinere Verletzungen, angestoßene, leicht gestauchte oder schmerzende Finger können Sie mit Kinesio-Tapes behandeln.

Beschwerden erkennen

Oft gehen Quetschungen, Prellungen und Verstauchungen mit intensiven klopfenden, stechenden oder pulsierenden Schmerzen und Druckschmerzen einher. Teilweise bilden sich Schwellungen und Blutergüsse. Bei Quetschverletzungen sind vor allem die Endglieder der Finger und die Nägel betroffen. Sie können auch von einer Nagelbettverletzung begleitet sein. Es entwickelt sich dann ein Bluterguss (Hämatom), der sich durch eine Blauverfärbung unter dem betroffenen Nagel zeigt. Bei einer Kapselprellung kann zu einer starken Schwellung auch eine Rötungen am verletzten Fingergelenk hinzukommen. Die Bewegung des verletzten Fingers ist stark eingeschränkt (z. B. beim Versuch, die Hand zur Faust zu ballen) und schmerzhaft. Fingerverrenkungen sind darüber hinaus oft an einer sichtbaren Fehlstellung und einem seitlich instabilen Gelenk zu erkennen. Bei schwereren Verletzungen wie schweren Quetschungen und Verstauchungen können Beweglichkeit und Funktionalität des betroffenen Fingers eingeschränkt sein. Wenn bei schweren Quetschungen oder Verrenkungen auch die Nerven verletzt sind, können Funktions- und Empfindungsstörungen (Taubheitsgefühl) am betroffenen Finger hinzukommen.

Ursachen der Beschwerden

Bei einer Quetschung führt der Druck einer stumpfen Gewalteinwirkung zum Aufplatzen von Blutgefäßen. Es entsteht ein schlecht durchblutetes Gewebeareal mit umliegendem Bluterguss. Zwar ist dabei nur ein kleines Areal betroffen, es besteht jedoch ein Infektionsrisiko. Dies ist insbesondere dann der Fall, wenn der Unfall beim Heimwerken passiert und man dabei schmutzige Hände hat. Daneben können Schmerzen im Fingerbereich auch auf Prellungen und Verstauchungen zurückgehen. Verstauchungen entstehen bei einer Überbewegung des Gelenks mit Überdehnung. Hierbei werden die Gelenkflächen gegeneinander verschoben und es kommt zu kleinen Fasereinrissen des Kapsel-Band-Apparats des Gelenks. Eine Prellung entsteht durch eine stumpfe Gewalteinwirkung, etwa einen Schlag, Stoß oder Aufprall (z. B. wenn man sich den Finger stößt). Infolgedessen wird das weiche Gewebe gegen härtere Strukturen wie Knochen oder Gelenkkapseln gedrückt und zusammengequetscht

Das sollten Sie beachten

Es ist ratsam, bei schwereren Quetsch- und Stoßverletzungen einen Arzt aufzusuchen. Dies ist vor allem dann der Fall, wenn die Bewegungsfähigkeit eingeschränkt ist, z. B. wenn bei der Bewegung des Fingers ein stechender Schmerz auftritt. Auch bei Fehlstellungen im Fingergelenksbereich oder bei Verletzungen mit offenen Wunden ist ärztlicher Rat einzuholen. Der Arzt kann eine Schädigung tiefer liegender Strukturen, z. B. einen Knochenbruch oder eine Ausrenkung, ausschließen. Werden derartige Probleme nicht ausreichend behandelt, kann es zu chronischen Schmerzen oder dauerhaften Einschränkungen der Beweglichkeit kommen. Wundinfektionen sollten behandelt werden, da sie sich schnell ausbreiten und sehr schwer zu behandeln sind, wenn sie verschleppt werden. Halten Schmerzen, Schwellungen und Bewegungseinschränkungen – trotz Ruhigstellung – länger als zwei Tage an, ist ebenfalls ein Arzt aufzusuchen.

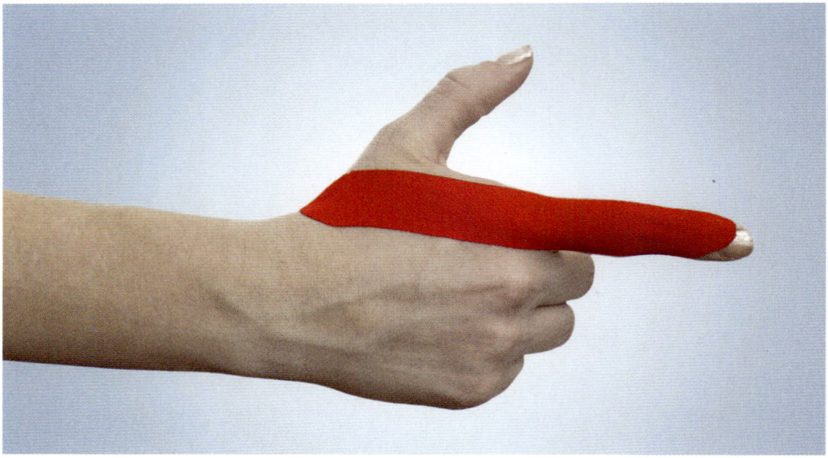

oder gegen diese verschoben, wodurch kleinste Blutgefäße zerreißen. Prellungen und Verstauchungen können beispielsweise bei Unfällen oder beim Sport (vor allem bei Ballsportarten wie Hand- oder Volleyball) passieren, z. B. wenn der Ball auf den ausgestreckten Finger trifft oder man auf den Finger fällt. Bei starker Gewalteinwirkung (z. B. einem Sturz) kann es auch zu einer Fingerverrenkung kommen. Hierbei werden die Gelenkflächen eines Fingergelenks gegeneinander verschoben. Folgen können Risse der umgebenden Bänder und Gelenkkapseln sein.

Wirkung des Tapes

Das Tape stabilisiert das Gelenk, ohne dabei die Bewegungsfähigkeit einzuschränken. Hierdurch verläuft der Heilungsprozess wesentlich schneller. Zudem kann es zu einer Schmerzlinderung und Abschwellung beitragen. Durch häufige Beanspruchung (z. B. bei Ballsportarten) gefährdete Gelenke können auch vorbeugend getapt werden.

Anatomisches Wissen

Ein Finger setzt sich aus drei (der Daumen aus zwei) Fingerknochen zusammen. Die Fingerknochen sind jeweils durch Gelenke verbunden. Die Gelenke und die mit Gelenkflüssigkeit ausgefüllte Gelenkhöhle umschließen bindegewebige Umhüllungen, die Gelenkkapseln. An den Innen- und Außenseiten der Fingergelenke verlaufen Seitenbänder, die je zwei Fingerknochen miteinander verbinden und diese stabilisieren.

ANWENDUNGSBEISPIEL

Bei dieser Tapeanlage können Sie sich selbst behandeln.

Sie benötigen: 1 langes und 1 kurzes I-Tape (ein Tape in der Länge vom letzten Fingerglied bis über das Handgelenk längs mittig durchschneiden, die zweite Hälfte nochmals in zwei gleich lange Hälften teilen)

So gehen Sie vor:

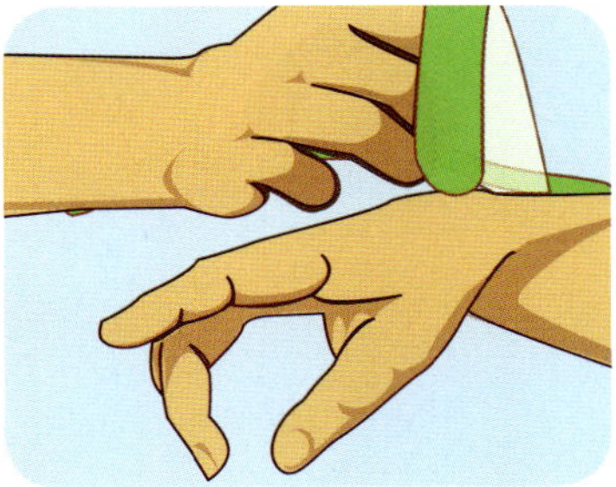

1. Halten Sie die Hand in einer entspannten Position und strecken Sie den betroffenen Finger aus. Setzen Sie die Basis des langen Tapes ohne Dehnung 10 Zentimeter über dem Handgelenk auf dem Unterarm in Verlängerung einer gedachten vom Finger wegführenden, geraden Linie.

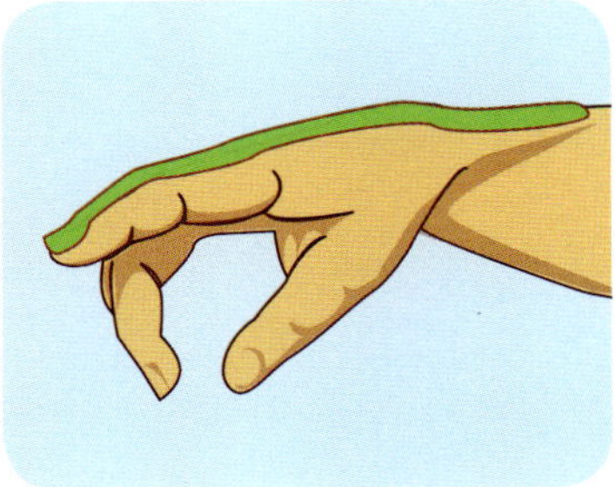

2. Führen Sie das Tape ohne Zug etwa bis zur Hälfte des Handrückens und ab da mit 10 Prozent Dehnung über die Fingerspitze (festreiben).

3. Kleben Sie ein Ende des kurzen Tapes als Basis quer auf das schmerzende Gelenk und führen Sie es ohne Dehnung um den Finger (vorsichtig festreiben).

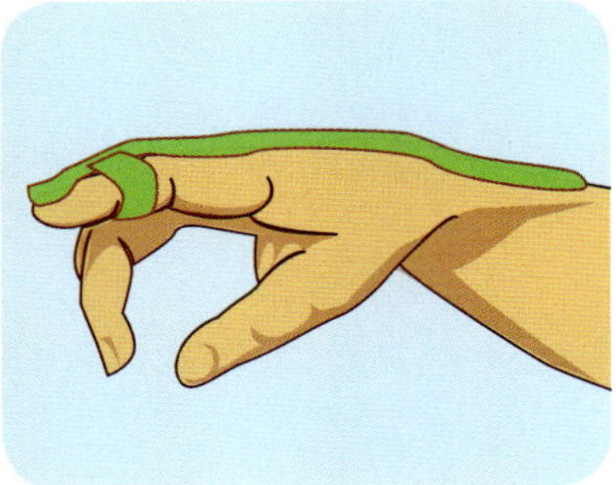

Tipp

Das verbliebene kurze Tape behalten Sie als Reserve. Falls sich die Schwellung im Bereich der Fingergelenke verlagert, können Sie das zweite Tape auswechseln.

Lendenwirbelsäule

Durch den aufrechten Gang ist das gesamte Gewicht des Oberkörpers auf eine nur wenige Quadratzentimeter große Oberfläche verteilt. Da der untere Bereich der Lendenwirbelsäule daher im Alltag die meisten Belastungen auszuhalten hat, ist sie besonders häufig von Rückenschmerzen betroffen.

Beschwerden erkennen

Die Beschwerden äußern sich in Verspannungen, Schmerzen, Bewegungseinschränkungen im unteren Rückenbereich, aber auch in Spannungskopfschmerzen. Eine gewisse Steifheit kann ebenfalls damit einhergehen. So kann es z. B. sein, dass alltägliche Bewegungen wie das Bücken beim Strümpfeanziehen oder Schuhezubinden schwerfällt.

Ursachen der Beschwerden

Für Rückenschmerzen gibt es vielfältige Ursachen, darunter Muskelverspannungen sowie Muskelschwäche, Bandscheibenprobleme, Verschleiß der Wirbel, Unfälle, Sportverletzungen, Arthrose oder Fehlstellungen. Auch eine Überlastung oder Überdehnung der Bandstrukturen kann zu Schmerzen und Verspannungen im Lendenwirbelsäulenbereich füh-

Das sollten Sie beachten

Bei plötzlich einsetzenden Schmerzen sollten Sie unbedingt einen Arzt aufsuchen (Verdacht auf Hexenschuss oder Bandscheibenvorfall). Dies ist vor allem der Fall, wenn die Schmerzen in andere Körperbereiche ausstrahlen, Sensibilitätsstörungen und Lähmungen auftreten. Auch wenn zusätzliche Symptome wie Abgeschlagenheit oder Fieber hinzukommen, ist schnellstmöglich ein Arzt aufzusuchen. Daneben müssen auch weitere Ursachen wie z. B. organische Probleme oder Schiefstellungen ärztlich abgeklärt werden. Das Kinesio-Tape kann Rückenbeschwerden nicht völlig kurieren oder eine Therapie ersetzen. Gerade hier kann man viel falsch machen und falsche Anwendungen können mehr Schaden als Nutzen mit sich bringen. Daher ist es sinnvoll, die Anwendung mit einem Fachmann zu besprechen. Die beschriebene Tapeanlage kann hilfreich sein, wenn Sie beim Bücken ein Ziehen im Rücken verspüren.

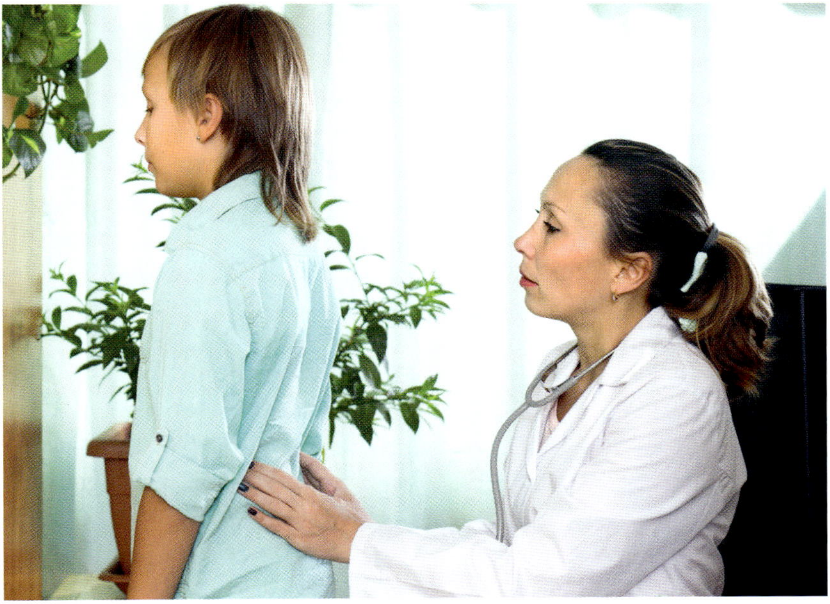

ren. Das kann z. B. bei Haltungsfehlern der Fall sein, etwa wenn man über einen längeren Zeitraum hinweg eine gekrümmte Haltung einnimmt, aber auch wenn die Bandstrukturen durch harte körperliche Arbeit überlastet werden. Verspannungen und Schmerzen können auch durch zu langes Stehen oder Sitzen ausgelöst werden. Bei einer überwiegend sitzenden Arbeitshaltung wird die Rückenmuskulatur vernachlässigt und mit der Zeit immer schwächer und somit anfälliger für Schmerzen. Zudem sind viele Arbeitsplätze nicht ergonomisch gestaltet, sodass der Körper sich den ganzen Tag lang in einer unnatürlichen Haltung befindet – mit Verspannungen als Resultat. Als Folge nimmt man oft eine Schonhaltung ein, die zu weiteren Verspannungen führt. Auch die gleichmäßige Kräftigung von Bauch und Rücken spielt eine Rolle, damit es nicht zu muskulären Dysbalancen kommt (siehe S. 22).

Wirkung des Tapes

Das Tape stärkt und stabilisiert den Rücken, entlastet die Rückenmuskulatur und unterstützt diese bei der Bewegung. Durch seine durchblutungsfördernde Eigenschaft schützt das Tape die die Wirbelsäule stützende Muskulatur vor zu rascher Ermüdung. Muskeln und Gelenkbänder werden entspannt. Schmerzen und Verspannungen werden abgemildert und die Beweglichkeit wird verbessert. Auf diese Weise wird die Heilung unterstützt. Auch ein langfristig nötiges Muskelaufbautraining wird oft erst durch ein entlastendes Tape ermöglicht.

Anatomisches Wissen

Die Wirbelsäule ermöglicht Bewegungen wie das aufrechte Gehen, schützt das Rückenmark und dämpft mithilfe der Bandscheiben Erschütterungen und Stöße ab. Sie untergliedert sich in fünf Abschnitte: die Halswirbelsäule, die Brustwirbelsäule, die Lendenwirbelsäule, das Kreuzbein und das Steißbein. Die Brustwirbelsäule befindet sich hinten in der Mitte des Brustkorbs. Darunter beginnt die Lendenwirbelsäule, die aus fünf Wirbeln besteht. Die Muskulatur der Lendenwirbel bezeichnet man auch als Rückenstrecker. Dieses Muskelsystem, das neben der Wirbelsäule verläuft, verbindet die Brust- mit der Lendenwirbelsäule und dient dazu, diese zu stabilisieren. Gemeinsam mit anderen Muskelgruppen sind die Rückenstrecker an der Streckung, dem Aufrichten und der Stabilisierung der Lenden-, Brust- und Halswirbelsäule sowie der Drehung und Seitwärtsneigung der Wirbelsäule beteiligt. Sie sind zwar nicht auf der Körperoberfläche sichtbar, Sie können sie jedoch seitlich des Rückgrats als Wulst ertasten. Die Bänder der Lendenwirbelsäule stellen eine Verbindung jeweils zweier übereinanderliegender Wirbel dar. Am unteren Ende der Lendenwirbelsäule schließt sich, da wo normalerweise der Hosenbund beginnt, das Kreuzbein an. Dies ist ein schaufelförmig gebogener, dreieckiger Knochen, der aus fünf zusammengewachsenen Wirbeln gebildet wird und mit dem Becken verwachsen ist.

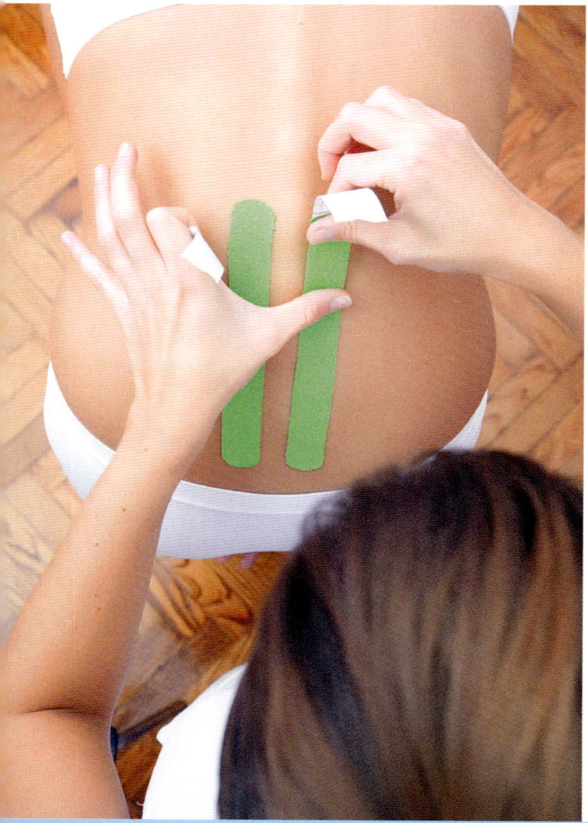

ANWENDUNGSBEISPIEL

Bei dieser Tapeanlage benötigen Sie die Hilfe eines Partners.

Sie benötigen: 2 längere I-Tapes (von der Oberkante des Kreuzbeins bis zur Brustwirbelsäule) und ein kurzes I-Tape (horizontal über den halben Rücken)

So gehen Sie vor:

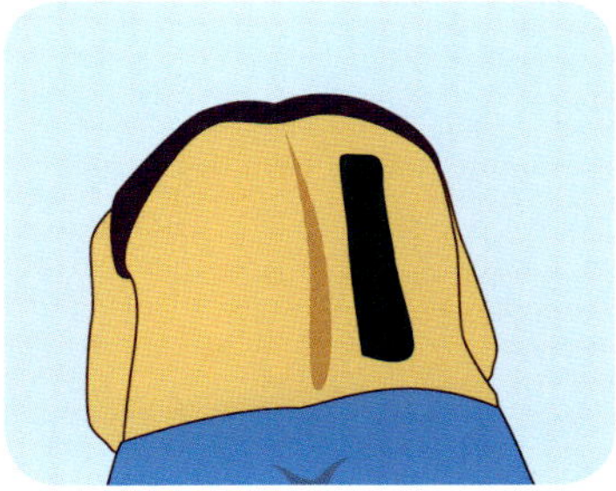

1. Beugen Sie sich nach vorne, machen Sie einen runden Rücken und stützen Sie sich vor sich ab. Legen Sie die Basis eines längeren I-Tapes ohne Zug seitlich neben der Wirbelsäule über der Oberkante des Kreuzbeins an. Führen Sie das Tape ohne Zug senkrecht nach oben bis zur Höhe der Brustwirbelsäule (feststreichen).

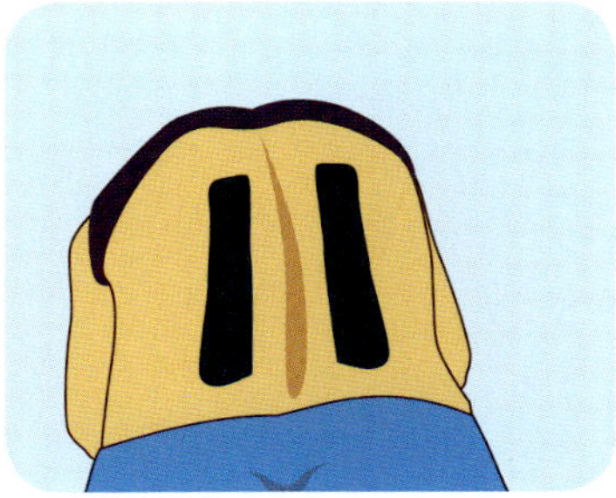

2. Dasselbe wiederholen Sie nun auf der anderen Seite der Wirbelsäule.

3. Das dritte, kürzere, I-Tape verläuft quer über dem Schmerzpunkt am Rücken (gegebenenfalls durch Druck ermitteln). Die Mitte dient dabei als Basis und wird mit voller Dehnung angelegt, die Enden laufen ohne Zug aus (alles gut anreiben).

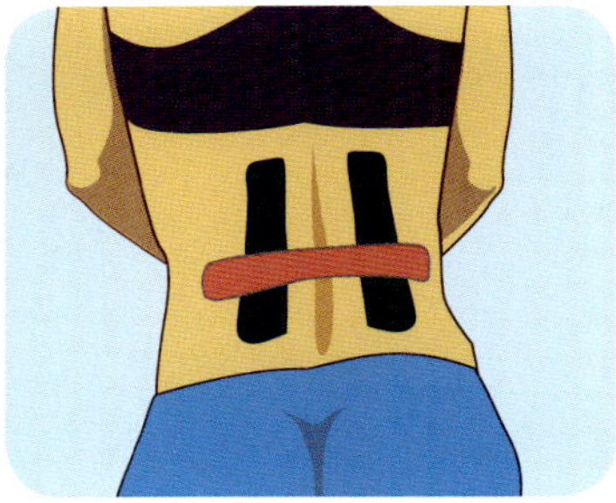

Tipp

Um die Tapewirkung zu unterstützen, können Sie die Anlage durch ein Schmerztape (siehe S. 54ff.) ergänzen. Hierzu legen Sie zusätzlich zum letzten I-Tape, das horizontal über dem Schmerzpunkt verläuft, mit voller Dehnung in der Mitte und ohne Zug an den Enden zwei diagonal dazu verlaufende gleich lange I-Tapes an, die zueinander im 90-Grad-Winkel stehen und sich im Schmerzpunkt kreuzen.

Leistenschmerzen/ Leistenzerrung

Leistendehnungen und Leistenzerrungen gehören zu den häufigsten Muskelverletzungen im Sport. Besonders hoch ist das Risiko bei Sportarten mit einer ausgeprägten Seitwärtsbewegung der Beine. Vor allem Fußballer sind davon oft betroffen, aber auch Skifahrer oder Hürdensprinter.

Beschwerden erkennen

Eine Leistenzerrung kann vorliegen, wenn Ihre Muskeln an der Innenseite des Oberschenkels schmerzen. Meist äußern sich Leistenzerrungen nach der Belastung, vor allem bei plötzlichen, ruckartigen Bewegungen in Muskelgegenrichtung. Die Beschwerden treten überwiegend an den Muskelansätzen, also im oberen Oberschenkelbereich, auf. Sie äußern sich durch ziehende oder stechende Schmerzen sowie Enge- und Druckgefühl in der Leistengegend. Probleme, das Körpergewicht gleichmäßig auf beide Beine zu verteilen, oder beim Abspreizen der Beine (z. B. beim Versuch, den Schneidersitz einzunehmen) sowie Schmerzen bei Drehbewegungen der Beine können auf Adduktorenprobleme hindeuten. Leichte Schmerzen (Leistendehnung) zeigen sich nur während oder nach der Bewegung. Oftmals gesellen sich Krämpfe oder Spannungsgefühle im Bereich des inneren Oberschenkels hinzu. Bei Verletzungen zweiten Grades (Zerrung) äußern sich die Schmerzen auch bei Belastungen wie Gehen oder Laufen. Der Muskel ist zudem druckempfind-

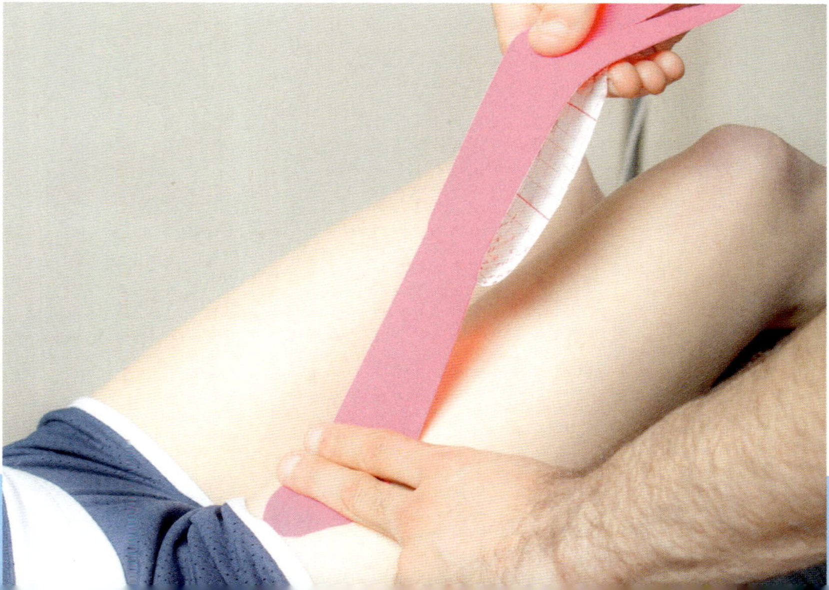

Das sollten Sie beachten

Die Selbstbehandlung sollte nur bei leichten Beschwerden ohne Bewegungseinschränkungen erfolgen. Stärkere Schmerzen, die die Bewegung erschweren, sollten unbedingt medizinisch abgeklärt werden. Dies ist auch der Fall bei einige Tage anhaltenden Schmerzen. Der Arzt muss ausschließen, dass es sich um gravierendere Probleme wie z. B. eine Hüftgelenkserkrankung oder einen Leistenbruch handelt. Schnellstens sollten Sie bei in den Unterbauch ausstrahlenden Schmerzen Hilfe suchen (Verdacht auf Blinddarmentzündung, Darminfektion oder Eileiterschwangerschaft, Notfall!). Männer sollten bei Schmerzen in den Hoden unbedingt einen Arzt aufsuchen.

lich. Bei Adduktorenverletzungen dritten Grades (z. B. ausgeprägte Zerrung, Muskelfaserriss) tritt sofort ein brennender, stark stechender Schmerz ein. Die Schmerzen schränken die Bewegung beim Gehen und Laufen stark ein. In diesem Fall kommen oft auch schwere Blutergüsse in der Leistengegend und Schwellungen hinzu.

Ursachen der Beschwerden

Bei einer Leistendehnung oder Leistenzerrung sind die Muskeln und Sehnen im Adduktorenbereich gezerrt. Eine Leistenzerrung entsteht meist durch plötzliche Überlastung oder Überdehnung des Leistenbereichs. Dies passiert oft beim Sport, etwa durch eine Grätsche, eine plötzliche Seitwärtsbewegung, Fehltritte, Stürze und Trittbewegungen sowie eine abrupte Änderung der Geschwindigkeit oder der Richtung beim Laufen. Auch unsauber ausgeführte Gymnastikübungen und eine falsche Lauftechnik können Zerrungen verursachen. Ebenso können angeborene Hüftfehlstellungen, Beckenschiefstand oder eine Hüftgelenksfehlfunktion die Ursachen sein. Daneben können verkürzte Adduktoren oder zu intensives Training Sehnenentzündungen oder Muskelverspannungen hervorrufen, die zu Leistenschmerzen führen. Den Gegenspieler der Adduktoren bildet die Gesäßmuskulatur. Ist diese zu schwach ausgeprägt, entfällt ein Großteil der stabilisierenden Arbeit beim Laufen auf die Adduktoren. Dies kann gerade bei sehr langen Läufen wie z. B. einem Marathon zu einer Überlastung der inneren Oberschenkelmuskeln führen. Bei eher leichten Zerrungen werden die

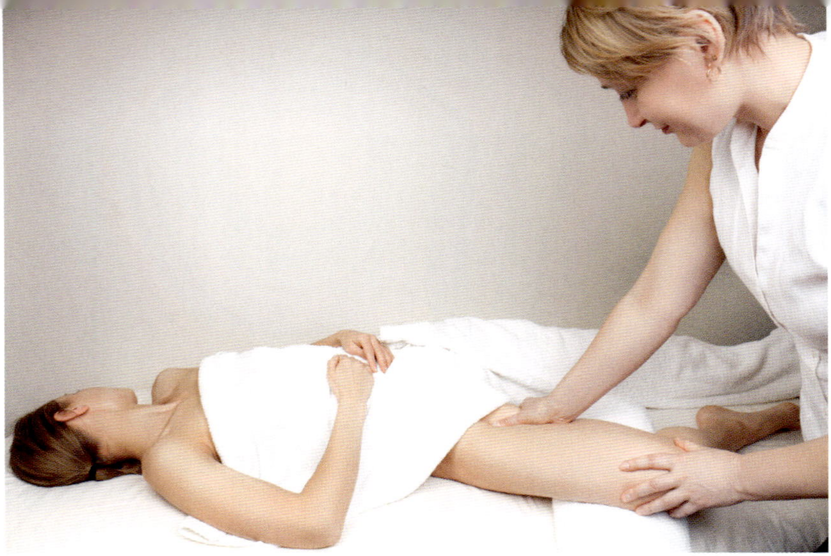

Muskeln überdehnt und es entstehen kleine unvollständige Risse. Bei schwereren Leistenzerrungen kommt es zu vollständigen Muskelfaserrissen oder gar zu einem kompletten Muskelriss.

Wirkung der Tapes

Durch das Tapen wird der Muskel entspannt, die Tapes bieten Stütze und Stabilität und regen die Durchblutung an. Auf diese Weise wird der Schmerz reduziert und die Heilung beschleunigt.

Anatomisches Wissen

Die Adduktorenmuskeln haben die Aufgabe, das abgespreizte Bein zum Körper zu ziehen. Zudem sind sie an der Beugung des Hüftgelenks und der Stabilisierung des Beckens beteiligt. Die Adduktorengruppe des Oberschenkels befindet sich auf der Oberschenkelinnenseite und gliedert sich in drei Gruppen: die oberflächliche, die mittlere und die tiefe Gruppe. Die nervliche Versorgung dieser Muskeln erfolgt über den Nervus obturatorius, einen Nerv, der sich vom Lendenbereich des Rückenmarks innen am Becken zur Innenseite des Oberschenkels zieht. Der Ursprung der Muskeln befindet sich hauptsächlich am Schambein an der Beckenvorderseite in Höhe der Geschlechtsorgane oder am Sitzbein ganz unten am Becken, ihr Ansatz überwiegend auf der Rückseite des Oberschenkelknochens. Nur der Musculus gracilis führt weiter bis unterhalb des Schienbeinkopfs. Er ist zusätzlich zum Beugen und Anziehen des Oberschenkels auch an der Beugung und Innendrehung des Kniegelenks beteiligt.

ANWENDUNGSBEISPIEL

Bei dieser Tapeanlage können Sie sich selbst behandeln.

Sie benötigen: 3 I-Tapes (2 davon von der Leiste bis knapp ans Knie, 1 von der Unterseite bis zur Oberseite des Oberschenkels nahe der Leiste)

So gehen Sie vor:

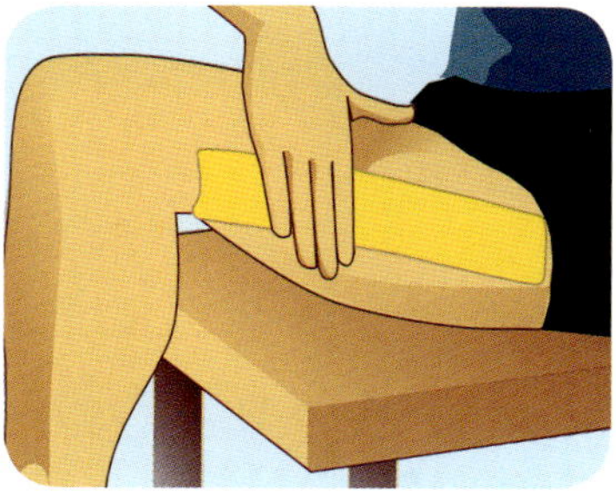

1. Führen Sie die Hüfte vorsichtig in eine abgespreizte, leicht gedehnte Position, indem Sie das Bein zur Seite ausdrehen. Setzen Sie die Basis des ersten langen Tapes ohne Dehnung an die Unterseite der Leiste. Führen Sie es dann ohne Zug parallel zum Oberschenkel bis zur Innenseite des Knies, fast schon an der Rückseite des Oberschenkels (festreiben).

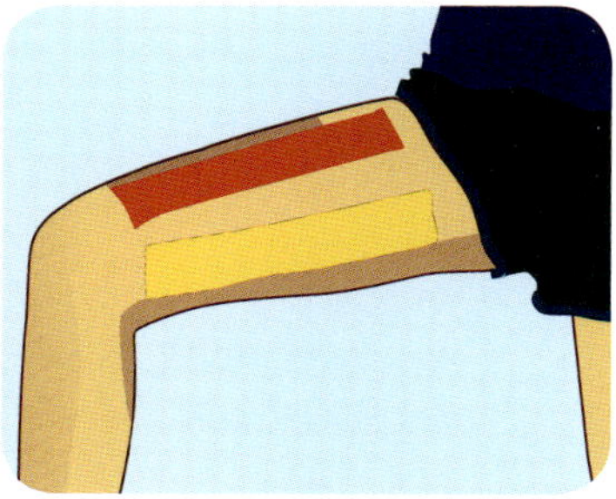

2. Die Basis des zweiten langen Tapes platzieren Sie an der Oberseite der Leiste und führen es ohne Dehnung, leicht versetzt über dem ersten, parallel hierzu an der Oberschenkelinnenseite bis seitlich ans Knie, diesmal näher an der Vorderseite des Beins (anreiben).

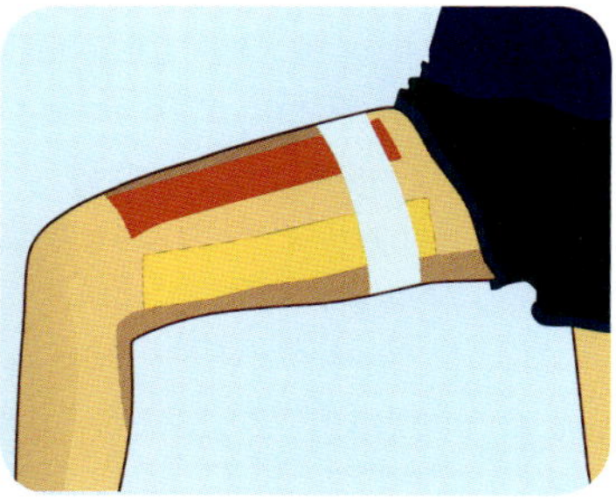

3. Das dritte Tape kleben Sie ohne Zug quer zu den anderen beiden Tapes nahe der Leiste über die anderen beiden Tapes, sodass die Enden diese überlappen (festreiben).

Tipp

Äußern sich die Symptome näher an der Leiste, fangen Sie von der Leiste bis zum Knie an zu tapen, schmerzt es eher im unteren Bereich der Oberschenkelinnenseite, setzen Sie die Basis zuerst am Knie und tapen dann nach oben zur Leiste.

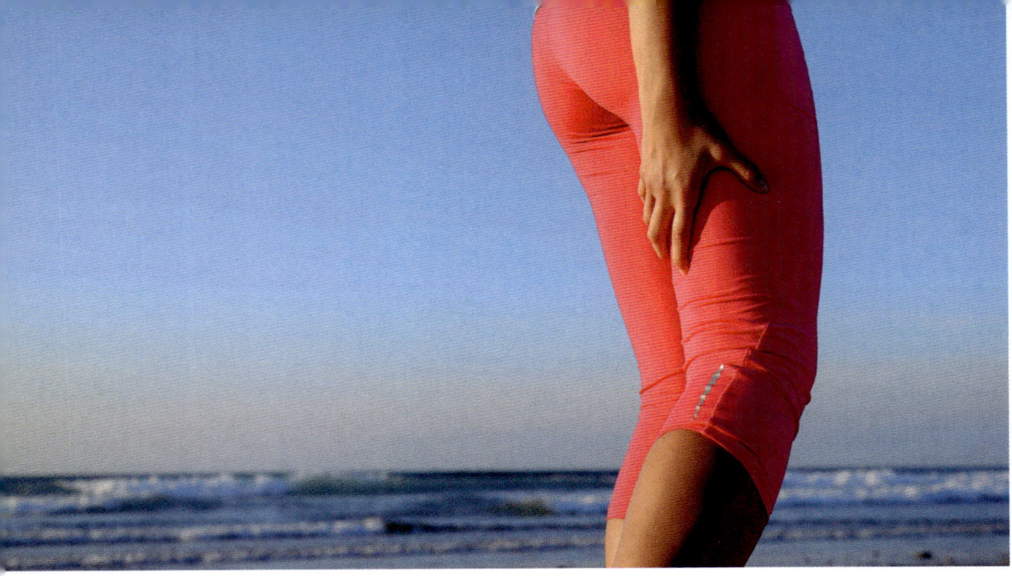

Beschwerden der rückseitigen Oberschenkelmuskeln

Muskelkater, Krämpfe und Zerrungen der rückseitigen Oberschenkelmuskulatur treten vor allem bei Sportlern wie Fußballern sowie in Sprung- und Sprintsportarten häufig auf. Beschwerden der rückseitigen Oberschenkelmuskulatur kommen vor allem im Alter häufiger vor.

Beschwerden erkennen

Die Beschwerden äußern sich mit einem leichten Ziehen oder Brennen, wenn man den Muskel anspannt. Meist erstreckt sich die Verspannung großflächig über den gesamten hinteren Oberschenkel, teilweise aber auch ganz um den Oberschenkel herum oder über das gesamte Bein. Je nachdem, welche der Oberschenkelmuskeln besonders verspannt sind, treten die Schmerzen eher innen oder außen, oben oder unten an der Oberschenkelrückseite auf. Oft äußern sich Verspannungsschmerzen besonders stark in bestimmten Positionen (z. B. beim Sitzen auf dem Boden mit gestreckten Knien) oder bei Bewegung. Es zeigt sich ein Ziehen im hinteren Oberschenkelbereich, etwa wenn man versucht, bei durchgestreckten Knien den Boden mit den Händen zu berühren. Teilweise werden die Beschwerden von Missempfindungen wie Taubheitsgefühlen oder einem Kribbeln im betroffenen Bereich begleitet. Bei Muskelverletzungen können Krämpfe und Muskelsteifheit auftreten.

Kommt es zu einem Muskelriss, sind die Schmerzen unmittelbar einsetzend und stark stechend. Sie zeigen sich schon beim Aufrechtstehen oder Gehen und strahlen eventuell in angrenzende Körperbereiche aus. Bei schwereren Verletzungen des Muskels bilden sich durch die Einblutung an der Rissstelle nach einigen Tagen oft auch Blutergüsse

Ursachen der Beschwerden

Ursachen für Schmerzen an der Oberschenkelrückseite sind z.B. Überbeanspruchung, Überdehnung oder Dehydrierung. Die Muskeln sind überlastet, verkrampft, übermüdet oder gezerrt. Überlastungen, die zu Verspannungen führen, liegen häufig beim Sport (z.B. beim Laufen, im Fußball) vor. Verspannungen und Schmerzen können aber beispielsweise auch durch Haltungsfehler entstehen, etwa durch langes Sitzen in einer ungünstigen Position (z.B. wenn man zu tief sitzt oder die Füße und Unterschenkel längere Zeit unter den Stuhl schiebt). Auch eine nervöse Anspannung kann dazu beitragen, dass sich die hinteren Oberschenkelmuskeln dauerhaft verspannen. Begünstigt werden die Beschwerden durch mangelnde Beweglichkeit, unzureichendes Aufwärmen vor dem Sport, einen schlechten Trainingszustand und die Rückkehr zur sportlichen Betätigung, bevor eine vorausgehende Verletzung komplett ausgeheilt ist. Wenn die rückseitige Oberschenkelmuskulatur verletzt ist oder nicht richtig arbeitet, werden die Muskelfasern schnell überdehnt und es kann zu Mikrorissen in den Muskeln kommen. Hierbei können leichte Einblutungen in den Muskel auftreten. Dies kann z.B. bei abrupten Richtungswechseln oder plötzlicher Tempoverschärfung beim Laufen vorkommen. Verletzungen in diesem Bereich heilen oft sehr lang-

Das sollten Sie beachten

Leichte Beschwerden ohne Bewegungseinschränkungen können gut selbst behandelt werden. Schwere Verletzungen, die Schmerzen beim Gehen verursachen, Schwellungen, ausstrahlende Schmerzen und Bewegungseinschränkungen mit sich bringen, sollten unbedingt ärztlich behandelt werden. Da Schmerzen in der Mitte der Oberschenkelrückseite auch auf Ischiasprobleme zurückgehen können, ist es empfehlenswert, dies abzuklären. Suchen Sie einen Arzt auf, wenn die Schmerzen anhalten.

sam und beinhalten das Risiko wiederkehrender Beschwerden, wenn sie nicht richtig behandelt werden. In sehr schweren Fällen kann der Muskel vollständig reißen und muss dann chirurgisch behandelt werden. Neben Muskelverspannungen und verklebten Faszien können auch Nervenschmerzen (Ischias) für Beschwerden verantwortlich sein.

Wirkung des Tapes

Kinesio-Tapes werden eingesetzt, um den verletzten Muskel zu entspannen, ihm Unterstützung zu bieten und die Durchblutung und den Stoffwechsel im betroffenen Bereich zu erhöhen. So können sie Muskelschmerzen, -krämpfe und -ermüdung reduzieren.

Anatomisches Wissen

Die rückseitigen Oberschenkelmuskeln (ischiocrurale Muskulatur) bestehen aus drei kraftvollen Muskeln, die sich an der Rückseite der Oberschenkel vom Gesäß bis zu den Waden erstrecken und Becken und Oberschenkel mit dem Unterschenkel verbinden: dem Musculus biceps femoris (Schenkelbeuger), dem Musculus semitendinosus (Halbsehnenmuskel) und dem Musculus semimembranosus (Plattsehnenmuskel). Sie wirken sowohl auf das Hüft- als auch auf das Kniegelenk und dienen dazu, die Hüfte zu strecken und nach außen zu drehen sowie die Knie zu beugen. Außerdem stabilisieren sie die Kniegelenke. Zudem dreht der hinten-außen am Oberschenkel liegende Schenkelbeuger bei gebeugtem Knie den Unterschenkel nach außen. Der Halbsehnenmuskel dreht das Bein außerdem nach innen. Auch der Plattsehnenmuskel bewegt den Unterschenkel zusätzlich nach innen. Des Weiteren sind die rückwärtigen Oberschenkelmuskeln auch an der Streckung des Kniegelenks beteiligt.

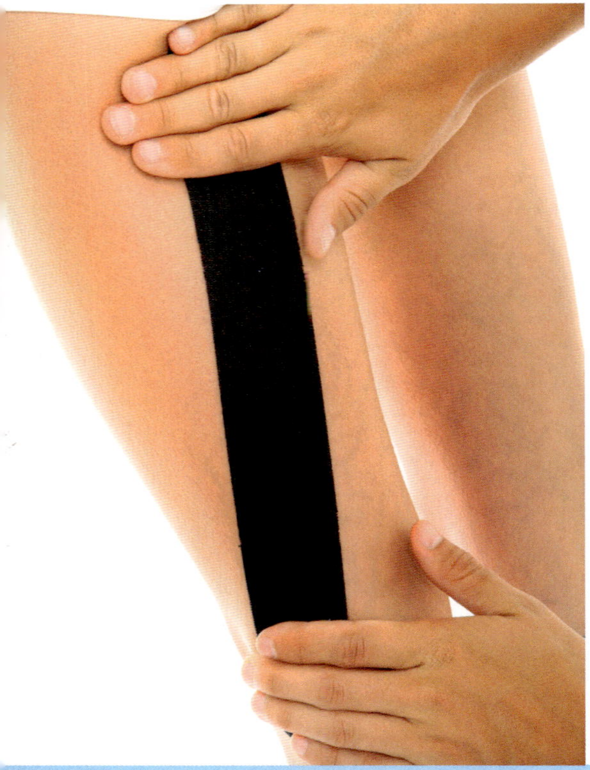

ANWENDUNGSBEISPIEL

Bei dieser Tapeanlage benötigen Sie die Hilfe eines Partners.

Sie benötigen: 2 I-Tapes (in Vordehnung gemessen wenige Zentimeter über der Kniekehle bis zum Ansatz des Gesäßmuskels)

So gehen Sie vor:

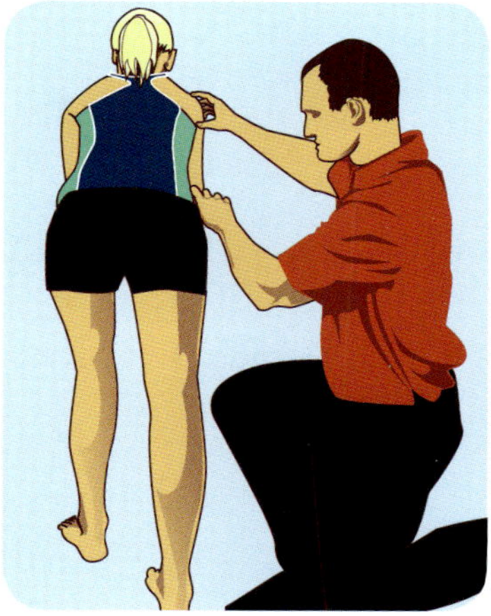

1. Nehmen Sie das betroffene Bein im Stehen gerade nach hinten und strecken Sie so die rückseitigen Beinmuskeln. Lehnen Sie sich nach vorne und stützen Sie sich vor sich auf.

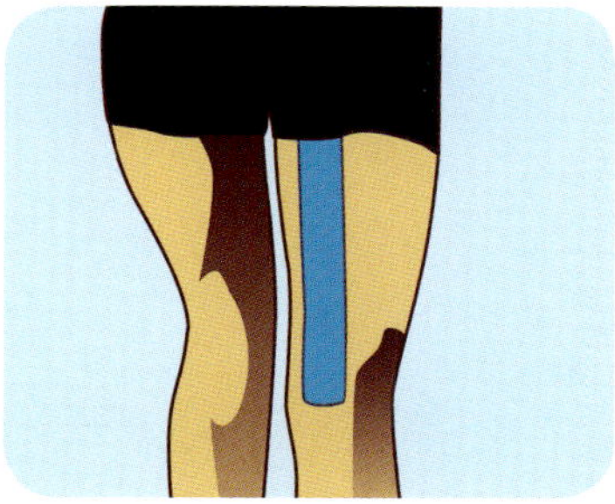

2. Die Basis des ersten I-Tapes setzen Sie ohne Zug an der Innenseite des rückwärtigen Oberschenkels wenige Zentimeter über der Kniekehle. Mit 25 Prozent Dehnung kleben Sie das Tape senkrecht nach oben über die Gesäßfalte bis zum Ansatz des Gesäßmuskels. Das Ende fixieren Sie ohne Dehnung (festreiben).

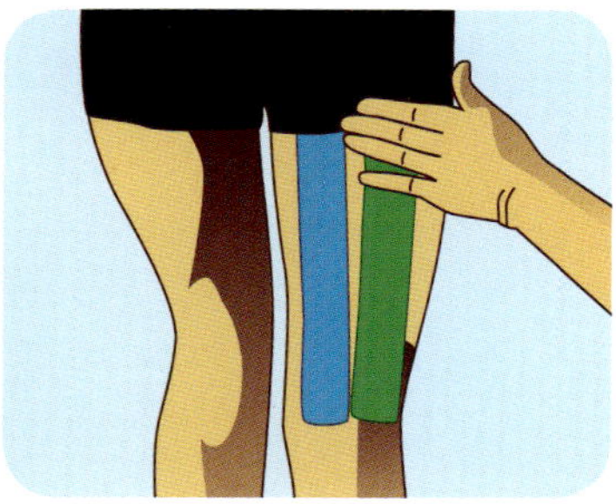

3. Das zweite I-Tape legen Sie wiederum ohne Dehnung weiter außen neben dem ersten über der Kniekehle an und führen es abermals mit 25 Prozent Dehnung nach oben bis zum Gesäßmuskel. Auch diesmal befestigen Sie das Tapeende ohne Dehnung (reiben).

Tipp

Beugen Sie sich nur so weit nach vorne, wie Sie es ohne verstärkte Schmerzen schaffen. Vermeiden Sie es, das Tape über die Kniekehle zu kleben, da diese Stelle sehr empfindlich ist und hier Hautirritationen auftreten können. Achten Sie auch darauf, während des Anlegens der Tapes das Knie gerade zu halten.

Kniebeschwerden

Die Kniegelenke gehören zu den am stärksten belasteten Gelenken des Körpers. Das Knie ist das größte und komplexeste Gelenk im Körper – entsprechend vielfältig sind die hier betroffenen Strukturen und mögliche Beschwerden.

Beschwerden erkennen

Die folgende Tapeanlage kann man bei unspezifischen Kniebeschwerden einsetzen. Dies sind Schmerzen, die ohne direkte Lokalisation im Kniebereich auftreten. Die Beschwerden können mit Muskelverspannungen und Bewegungseinschränkungen einhergehen. Vor allem dann, wenn die Schmerzen bei der Bewegung der Kniescheibe nach oben auftreten, kann die Tapeanlage hilfreich sein.

Ursachen der Beschwerden

Bei Knieschmerzen ist häufig ein muskuläres Ungleichgewicht vorhanden, das die Kniescheibe in Mitleidenschaft zieht. Es kommt zu Muskelverspannungen oder Muskelschwäche. Auch Überlastung, z. B. bei intensiver sportlicher Betätigung, mit folgenden Zerrungen oder Sehnenreizungen im Kniescheibenbereich oder Abnutzungserscheinungen wie Arthrose (mit Schädigung des Knorpels auf der Kniescheibenrückseite) verursachen Schmerzen. Aber auch, wenn andere Strukturen betroffen sind, werden die Beschwerden meist von Muskelverspannungen und Schonhaltungen begleitet, die sie verschlimmern.

Das sollten Sie beachten

Bei Knieproblemen können z. B. die Muskeln, die Bänder, die Schleimbeutel oder die Menisken betroffen sein. Das Tapen wirkt über die muskuläre Komponente der Beschwerden. Verletzungen anderer beteiligter Strukturen werden hierdurch nicht behandelt. Hier ist es wichtig, die Ursprungserkrankung zu diagnostizieren und zu behandeln. Verschiedene Beschwerdebilder erfordern auch eine unterschiedliche Art der Behandlung. Ratsam ist es daher, Knieschmerzen durch einen Facharzt abklären zu lassen, vor allem wenn starke Schmerzen und/oder Bewegungseinschränkungen vorhanden sind. Auch bei anhaltenden Beschwerden ist fachmännischer Rat einzuholen.

Wirkung des Tapes

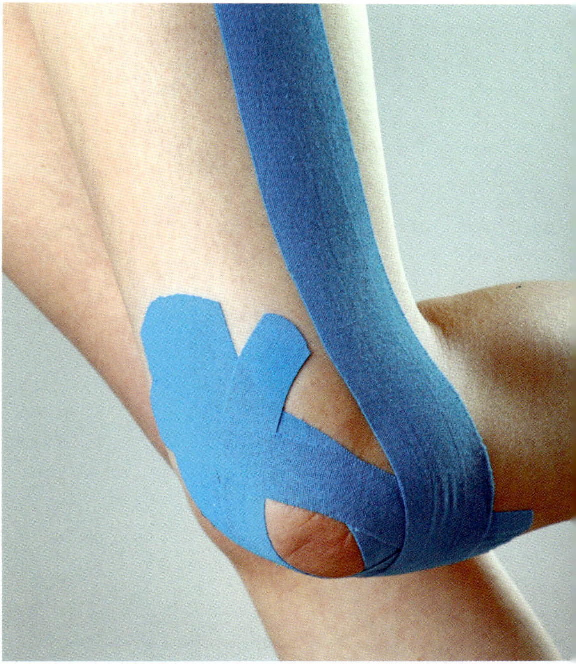

Die folgende Anwendung spricht den Großteil der am Knie ansetzenden Muskeln an. Die durch das Tape erzeugte Spannung stimuliert die Durchblutung und den Stoffwechsel und hilft dabei, Schmerzen zu lindern. Zudem werden das Knie und die umliegenden Bereiche stabilisiert und entlastet. Außerdem werden angestaute Flüssigkeiten besser abgeleitet. Das Tape verbessert auch den Bewegungsablauf des Kniegelenks und die Führung der Kniescheibe im Gelenk und beschleunigt die Heilung der sehnigen Strukturen. Wichtig ist es bei vielen Kniebeschwerden, das Knie, wenn es nicht ärztlich anders verordnet wurde, in Bewegung zu halten. Auf diese Weise regen Sie die Produktion des natürlichen Gleitfilms an, der das Knorpelgewebe des Knies mit den nötigen Nährstoffen versorgt. Bei Schmerzen und Bewegungseinschränkungen sind dem jedoch Grenzen gesetzt. Hier kann das Tapen mit Kinesio-Tapes Hilfe bieten.

Anatomisches Wissen

Das Knie verbindet Ober- und Unterschenkel und besteht aus zwei Einzelgelenken: dem Kniescheibengelenk zwischen Kniescheibe und Oberschenkelknochen und dem Kniekehlgelenk zwischen Oberschenkelknochen und Schienbeinkopf (oberes Ende des Unterschenkels). Die Gelenkkapsel umgibt das gesamte Kniegelenk. Die Kniescheibe ist durch die Oberschenkelsehne mit dem Oberschenkel und durch die Kniescheibensehne mit dem Schienbein verbunden. Auf den Enden des Oberschenkel- und des Schienbeinknochens und im Kniescheibenbereich befinden sich elastische Gelenkknorpel, die die Gelenkflächen als Stoßdämpfer vor zu starker Belastung schützen. Zwischen Oberschenkelknochen und Schienbeinkopf liegen außerdem elastische Minisken – knorpelige Strukturen, die den

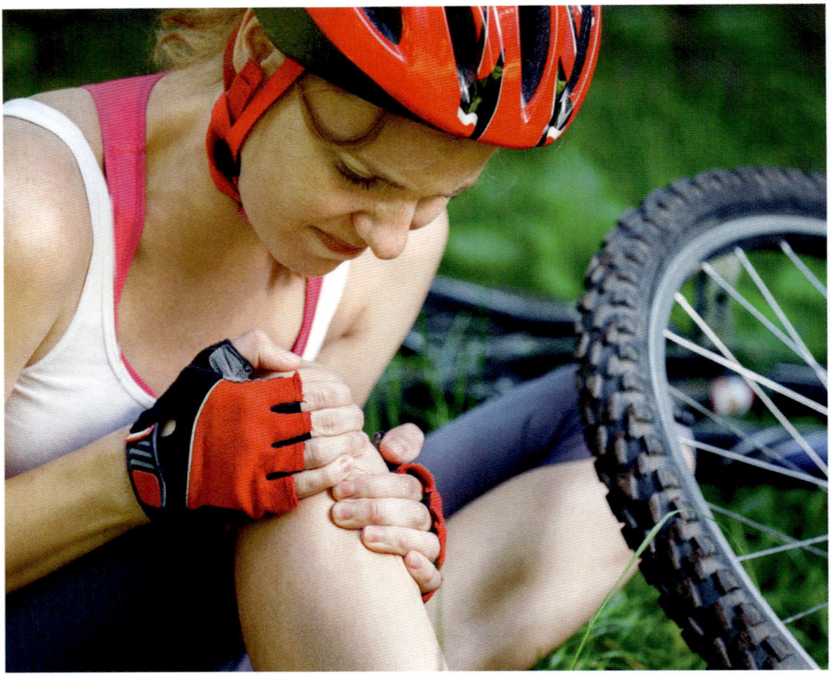

Formunterschied zwischen dem runden Oberschenkelknochen und dem flachen Schienbeinkopf ausgleichen und als Stoßdämpfer bei der Druckverteilung und der Kraftübertragung vom Oberschenkel auf den Unterschenkel dienen. Der Bandapparat des Knies besteht aus vier Bändern – zwei Seiten- und zwei Kreuzbändern. Das innere Seitenband verläuft an der Knieinnenseite vom Oberschenkelknochen zum Schienbeinschaft und verhindert die Verschiebung des Kniegelenks nach innen. Das äußere Seitenband erstreckt sich an der Knieaußenseite vom Oberschenkelknochen zum Wadenbeinköpfchen und verhindert die Verschiebung des Gelenks nach außen. Die Kreuzbänder kreuzen sich im Kniegelenkszentrum im Inneren des Knies. Sie halten die Enden von Schienbein und Oberschenkelknochen in ihrer Position und verhindern eine Verschiebung des Gelenks nach hinten oder vorne. Die das Knie umschließenden Oberschenkelmuskeln sind der Kniestrecker an der Oberschenkelvorderseite und die Kniebeuger an der Oberschenkelrückseite. Zudem sind weitere Muskeln an der Beugung, der Einwärts- und der Auswärtsdrehung beteiligt. Diese Muskeln unterstützen die Bänder und Sehnen bei der Stabilisierung des Kniegelenks.

ANWENDUNGSBEISPIEL

Bei dieser Tapeanlage können Sie sich selbst behandeln.

Sie benötigen: 4 I-Tapes (2 gleich lange, die die Kniescheibe großzügig umlaufen, 2 weitere, die jeweils ca. 10 cm länger als die ersten beiden sind)

So gehen Sie vor:

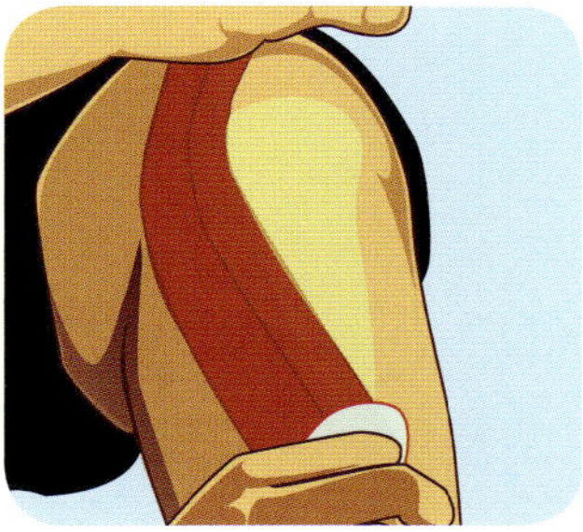

1. Setzen Sie sich auf den Boden und beugen Sie das Knie um ca. 70 Grad. Lokalisieren Sie die Seitenränder der Kniescheibe und legen Sie das Mittelstück des ersten kurzen I-Tapes mit maximaler Dehnung, der Form der Kniescheibe folgend, direkt am inneren Rand der Kniescheibe entlang an. Die Tapeenden fixieren Sie ohne Zug (festreiben).

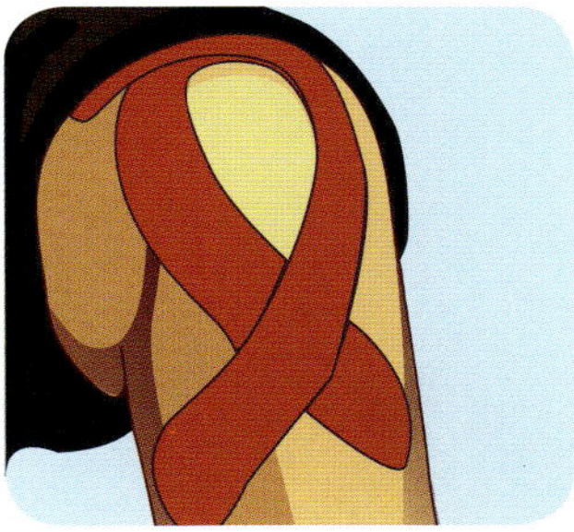

2. In gleicher Weise gehen Sie auf der anderen Seite des Knies, dem Außenrand der Kniescheibe folgend, vor. Die Tapeenden sollten sich dabei überkreuzen.

3. Die längeren I-Tapes legen Sie ohne Zug jeweils zur Hälfte überlappend außen entlang der inneren Tapes an (abermals festreiben).

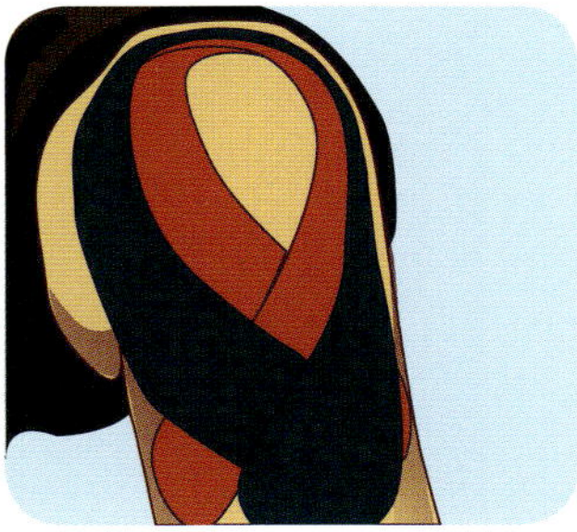

Tipp

Die Kniescheibe sollte ausreichend eng umfasst werden. Daher ist es hilfreich, vor dem Tapen den Verlauf der Kniescheibe auf der Haut aufzuzeichnen. Achten Sie auch darauf, dass das Tape Sie nicht in Ihrer Beweglichkeit einschränkt und sich angenehm anfühlt. Ist das Gefühl unangenehm, weist dies darauf hin, dass der Zug zu hoch ist.

Schienbeinkantensyndrom

Das Schienbein ist beim Gehen und Laufen ständig in Aktion. Beim Gehen erfüllt vor allem der vordere Schienbeinmuskel eine wichtige Funktion. Schienbeinschmerzen gehören zu den häufigsten Laufverletzungen und betreffen den vorderen Schienbeinmuskel oder die innere Schienbeinkante.

Beschwerden erkennen

Die unter Belastung auftretenden Schmerzen sind zu Beginn der Bewegung (z. B. beim Laufen) krampfartig, brennend, ziehend oder stechend und nehmen, wenn sich die Muskeln aufgewärmt und gelockert haben, ab. Gegen Ende der Bewegung kehren sie jedoch meist zurück. Wiederholte Bewegung kann sie wieder aufleben lassen. Teilweise schmerzt das Schienbein jedoch auch in Ruheposition. Die Schmerzen zeigen sich für gewöhnlich an der Vorderseite oder etwas seitlich des Schienbeins. Teilweise strahlen sie auch in die Hüfte oder den Knöchel aus. Sie verstärken sich bei Druck oder wenn man die Zehen nach oben zieht. Mögliche weitere Symptome sind Schwellungen und Ödeme (Wassereinlagerungen) – teils mit Sensibilitätsstörungen und Missempfindungen der Haut –, bei Entzündung auch mit einhergehender Erwärmung und Rötung der entzündeten Stelle. Die Bewegungsfreiheit ist dadurch eingeschränkt.

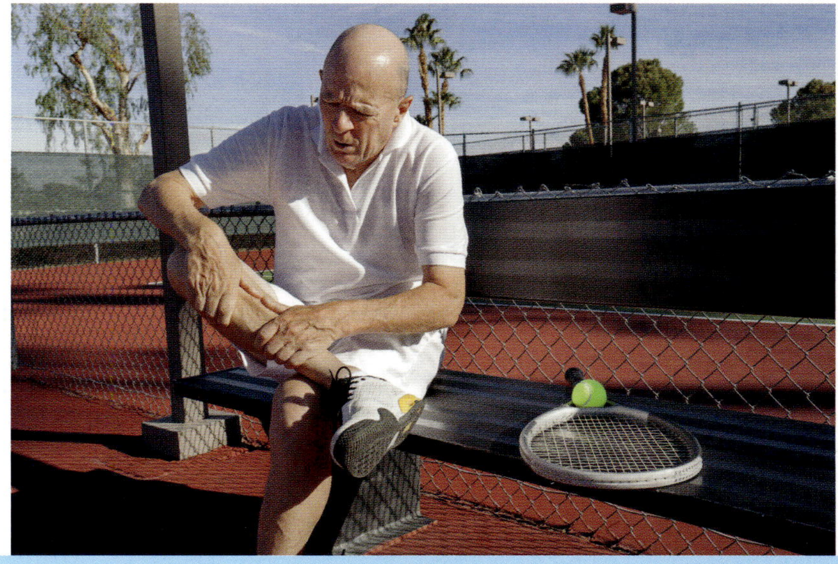

Das sollten Sie beachten

Schienbeinschmerzen können verschiedene Ursachen haben. Neben einem Schienbeinkantensyndrom und einer Schienbeinknochenhautentzündung können z. B. auch eine Knochenentzündung, ein Kompartmentsyndrom, ein Muskelfaserriss, eine Sehnenscheidenentzündung oder Engpasssyndrome (Ein- oder Abklemmen von Muskeln, Nerven und Blutgefäßen) zu Schienbeinschmerzen führen. Die Ursache sollte im Zweifelsfall abgeklärt werden, auch um die Tapeanlage an die Beschwerden anzupassen. Denn bei verschiedenen Ursachen kann eine andere Tapeanlage angeraten sein. Bei anhaltenden Schmerzen empfiehlt es sich, den Hausarzt oder einen Orthopäden aufzusuchen, um einen Ermüdungsbruch auszuschließen.

Ursachen der Beschwerden

Der vordere Schienbeinmuskel neigt dazu, bei ungewohnter, andauernder Bewegung wie z. B. langen Märschen schnell zu ermüden. Wenn sich Knochen und Knochenhaut beim Laufen zu heftig gegeneinander verschieben, kann es hier zudem zu einer Reizung und Entzündung der Schienbeinknochenhaut oder der Sehnenscheiden an den Ansätzen der Scheinbeinmuskulatur kommen. Da die Knochenhaut neben Blut- und Lymphgefäßen viele Nerven enthält, sind diese Entzündungen recht schmerzhaft. Hiervon sind besonders häufig Sportler wie Läufer, Radfahrer, Ballsportler oder Tänzer betroffen, aber auch bei Sprungsportarten wie Hoch- und Weitsprung, Basketball und Volleyball treten sie häufiger auf. Eine Überbeanspruchung der Fußhebermuskulatur können z. B. Laufen auf hartem, unebenem oder ungewohntem Untergrund, eine veränderte oder falsche Lauftechnik (z. B. eine zu große Schrittweite), sowie auch abrupte Richtungswechsel, Gewichtszunahme oder unzureichend gedämpfte, schlecht angepasste oder abgenutzte Laufschuhe begünstigen. Eine zu rasche Steigerung der Leistungsumfänge, zu intensives Training und unzureichende Regenerationszeiten können ebenfalls die Anfälligkeit für Schienbeinbeschwerden steigern. Des Weiteren können ein muskuläres Ungleichgewicht (siehe S. 104) zwischen Schienbein- und Wadenmuskeln, Fußfehlstellungen und ein ausgeprägtes Vorfußlaufen Ursachen von Schienbeinbeschwerden sein. Schmerzen können sich auch bei einer starken Überpronation entwickeln. Vereinfacht ausgedrückt kippt dabei der Fuß während der Abrollbewegung zu stark nach innen. Zudem kann eine Knochenhautentzündung des Schienbeins auch Verletzungen wie Unfälle und Tritte gegen das Schienbein als Ursachen haben.

Wirkung des Tapes

Das Tape mildert den Druck und die Belastung des Gewebes ab. Dadurch entspannt sich die Schienbeinmuskulatur. Außerdem wird die propriorezeptive Wahrnehmung (siehe S. 24f.) des vorderen Schienbeinmuskels gesteigert. Die verbesserte Durchblutung hilft bei der Bekämpfung von Entzündungen. Bei Muskelschmerzen verbessert das Tape den Stoffwechsel und bewirkt eine Spannungssenkung und eine Schmerzreduktion. Hierbei wird der Heilungsprozess beschleunigt.

Anatomisches Wissen

Als Schienbein bezeichnet man die Vorderseite des Unterschenkelknochens und die hier liegenden Muskeln und Sehnen. Der Knochen ist auf fast seiner gesamten Oberfläche in zwei Schichten von einer Bindegewebshülle, der Knochenhaut, umgeben. Der vordere Schienbeinmuskel verläuft an der Unterschenkelvorderseite direkt neben dem Schienbein und endet knapp vor dem Sprunggelenk. Hier ist er mit einer Sehne verbunden, die von den Sprunggelenksbändern umgelenkt wird und an der Fußinnenseite, die ungefähr im Zentrum der Fußwölbung zu lokalisieren ist, endet. Der vordere Schienbeinmuskel (Fußheber) zieht den Fuß, die Zehen und den Fußinnenrand nach oben und unterstützt dabei die Gehbewegung. Zudem stabilisiert er das Sprunggelenk, vor allem während des Bodenkontakts beim Gehen.

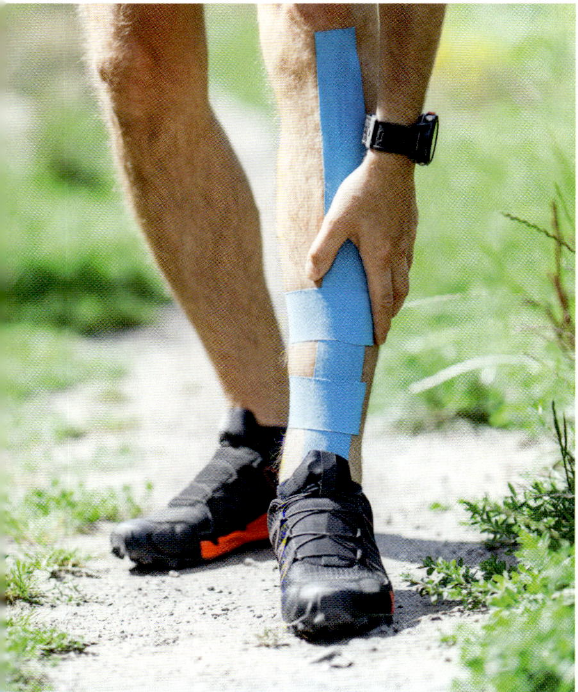

ANWENDUNGSBEISPIEL

Es ist möglich, sich selbst zu behandeln.

Sie benötigen: 1 langes I-Tape (einige Zentimeter über der Schmerzstelle unter dem Knie bis zum Mittelfußknochen) und 2 kurze I-Tapes (halbe Länge des längeren Tapes)

So gehen Sie vor:

1. Setzen Sie sich auf den Boden und ziehen Sie das Knie etwas in Richtung Brust an, der Fuß bleibt flach auf dem Boden. Markieren Sie zunächst den Hauptschmerzpunkt auf dem Schienbein. Setzen Sie dann die Basis des langen I-Tapes knapp unter dem Knöchel an. Dehnen Sie das Tape um 50 Prozent und führen Sie es senkrecht nach oben über den Schmerzpunkt. Das Tapeende legen Sie ohne Dehnung an (festreiben).

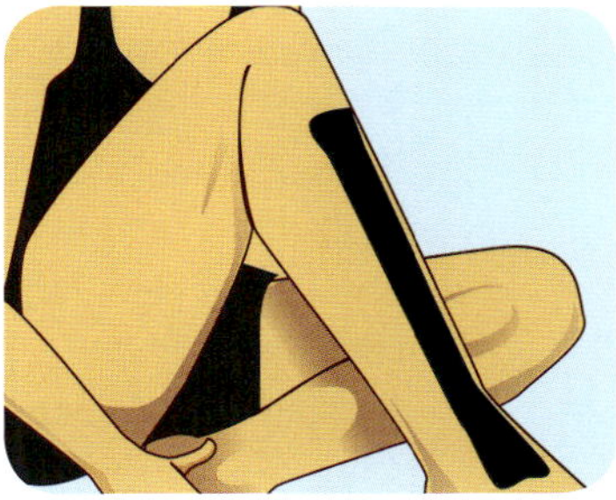

2. Das erste kurze I-Tape kleben Sie quer genau über den Schmerzpunkt. Die Basis liegt dabei an der Unterschenkelaußenseite neben dem ersten Tape und wird ohne Dehnung angelegt. In der Mitte beträgt die Dehnung 80 Prozent, das Ende wird an der Unterschenkelinnenseite wiederum ohne Zug angelegt (festreiben).

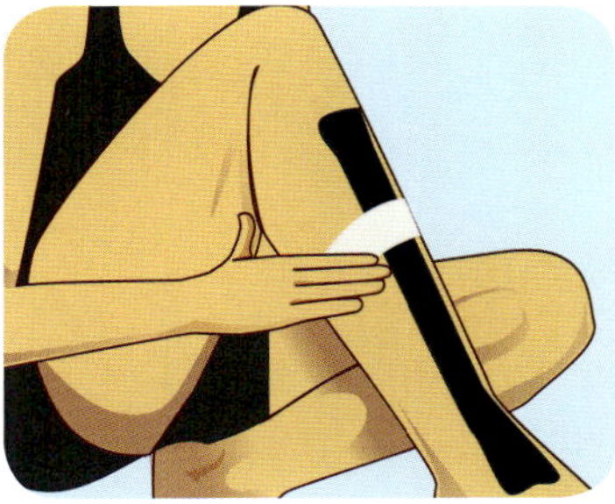

3. Das zweite kurze I-Tape legen Sie in derselben Weise genau unter dem Schmerzpunkt an (festreiben).

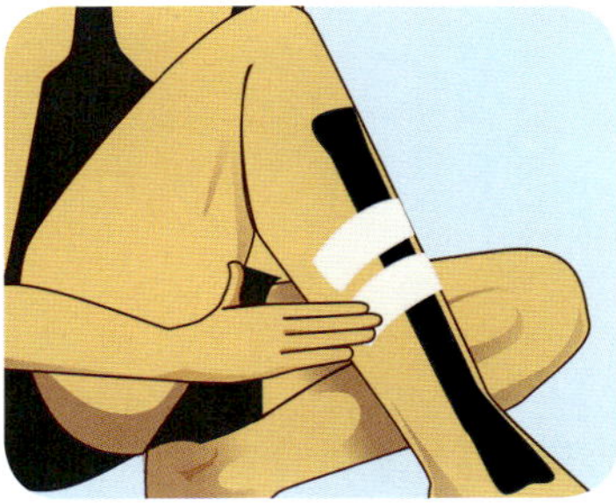

Tipp

Sofortmaßnahmen sind Kühlung, Hochlagerung des Unterschenkels und Ruhigstellung. Man sollte mit dem Training pausieren, bis die Beschwerden abgeklungen sind – vor allem wenn es auch beim Gehen schmerzt. Sonst können die Beschwerden chronisch werden. Das Training sollte danach nur langsam gesteigert und bei Schmerzen beendet werden.

Wadenschmerzen

Die Wadenmuskulatur befindet sich praktisch ständig in Aktion und ist daher besonders hohen Belastungen ausgesetzt. Da Schmerzen und Einschränkungen im Wadenbereich die Bewegung beeinträchtigen und zu Fehlbelastungen führen können, empfiehlt es sich, hierbei frühzeitig Abhilfe zu schaffen. Die folgende Tapeanlage ist hilfreich, wenn Ihre Muskeln an der Hinterseite der Unterschenkel schmerzen, steif oder auch verkrampft sind.

Beschwerden erkennen

Muskelkater kennt wohl jeder. Er tritt mit einer Verzögerung von ein bis zwei Tagen nach einer ungewohnten oder übermäßigen Belastung ein und dauert einige Tage bis zu einer Woche an. Die Muskeln schmerzen schon bei der kleinsten Bewegung, sind oft druckempfindlich, hart, steif und kraftlos. Bei einem Muskelkrampf handelt es sich um ein unwillkürliches, äußerst unangenehmes bis stechend schmerzhaftes, plötzlich auftretendes Zusammenziehen des Muskels. Die betroffenen Muskeln

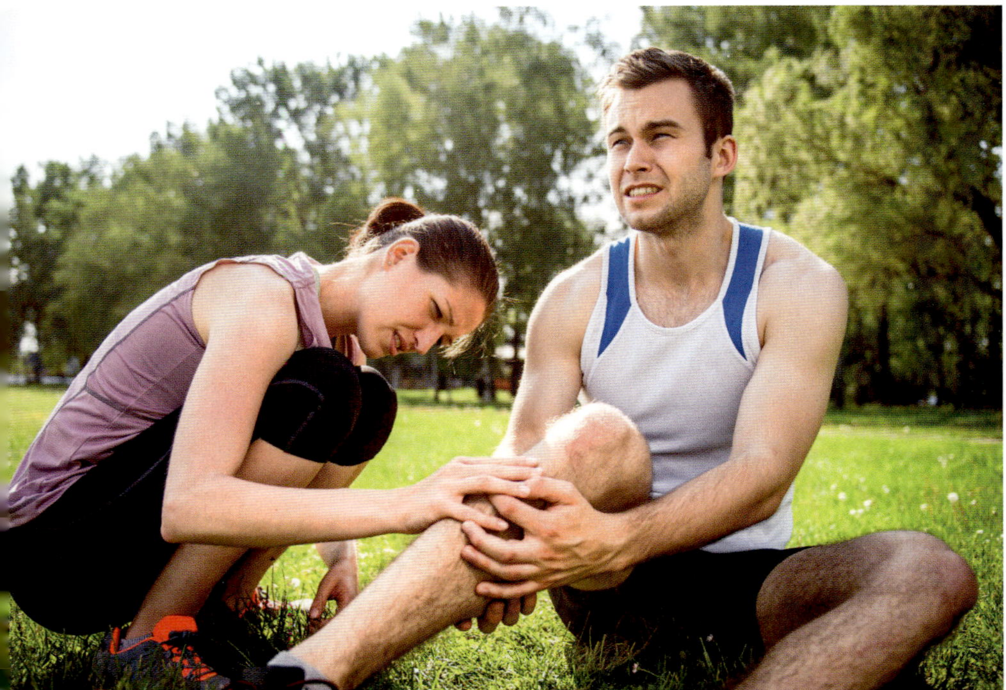

Das sollten Sie beachten

Ziehen Sie bei extremen oder anhaltenden Schmerzen, starken Schwellungen, Blutergüssen oder Erwärmung der Wadenmuskulatur einen Arzt zurate. Auch bei häufig auftretenden Krämpfen oder länger als eine Woche anhaltendem Muskelkater sollte ein Arzt aufgesucht werden. Bei einer Wadenmuskelzerrung oder einem Muskelfaserriss muss neben anderen Maßnahmen (Ruhigstellen, Kühlen, Kompresse, Hochlagerung) die Therapie mit dem behandelnden Arzt oder Physiotherapeuten abgesprochen werden.

sind hart und verspannt und lassen sich häufig kurzzeitig nicht belasten. Weitere Beschwerden können Zucken, Kribbeln und Taubheit des Muskels sein. Die Schmerzen verschwinden meist innerhalb weniger Minuten, können jedoch auch bis zu 48 Stunden anhalten. Eine Muskelzerrung äußert sich in Symptomen wie krampfartigen Muskelschmerzen, die teilweise eine schmerzfreie Bewegung unmöglich machen können. Die auftretenden Schmerzen sowie Bewegungseinschränkungen werden hierbei langsam und kontinuierlich stärker. Zusätzlich können hierbei Muskelkrämpfe und Muskelverhärtungen auftreten. Bei einem Muskelfaserriss hingegen treten die Schmerzen meist unvermittelt und plötzlich auf, oft auch als fühlbares Reißen. Seltener zeigen sich die Schmerzen erst innerhalb der auf die Verletzung folgenden Stunden. Anfangs ist am Muskel häufig eine Delle erkennbar, danach ist meist eine Wadenschwellung und ein Bluterguss festzustellen. Das Gehen fällt sehr schwer und ist teilweise sogar ganz unmöglich.

Ursachen der Beschwerden

Infolge von Überbeanspruchung können Krämpfe, Zerrungen sowie Entzündungen oder Gewebsschäden entstehen. Muskelkater geht auf Mikrorisse in den Muskelfasern aufgrund von ungewohnten oder überstarken Belastungen zurück, etwa nach sportlicher Überlastung. Dies kann z. B. bei wiederholten Abbremsbewegungen wie beim Bergabgehen der Fall sein. Infolge dieser winzigen Muskelfaserverletzungen entstehen Schwellungen und Entzündungen, die Schmerzen verursachen. Krämpfe kommen meist aufgrund von Magnesiummangel

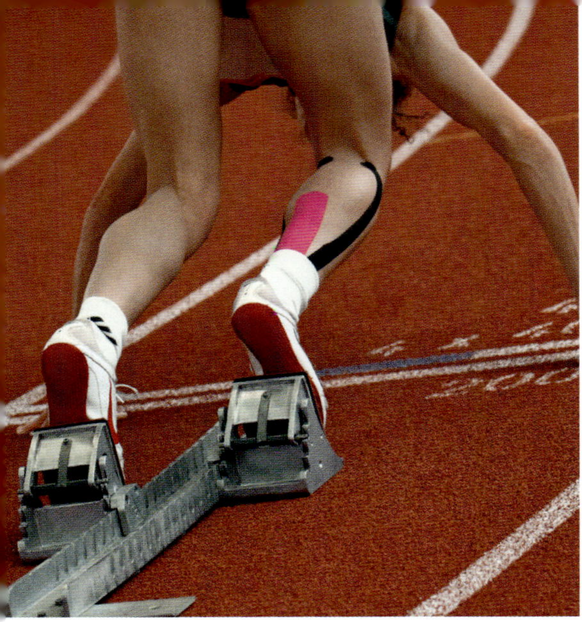

zustande, in selteneren Fällen auch durch Venen- oder Schilddrüsenerkrankungen. Bei Muskelzerrungen werden die Sarkomere – kleinste Einheiten eines Muskels – verletzt. Dies kann z. B. bei einer plötzlichen Überdehnung der Fall sein, wie etwa bei schnell angesetzten Sprints oder abrupten Stopps oder Richtungswechseln. Bei einem Muskelfaserriss reißt durch Gewalteinwirkung (z. B. einen Tritt) oder plötzliche Überlastung (z. B. beim Abspringen) eines oder mehrere Muskelfaserbündel. Dies kann z. B. passieren, wenn man sich vor dem Sport unzureichend aufgewärmt hat, wenn man untrainiert oder dehydriert ist, oder bei unkoordinierten Bewegungen.

Wirkung des Tapes

Zwar verschwinden Wadenkrämpfe und Muskelkater nach relativ kurzer Zeit von alleine, doch Sie können dies auch beschleunigen oder z. B. häufiger auftretenden nächtlichen Krämpfen vorbeugen. Mit Kinesio-Tapes können Sie Abhilfe schaffen, indem sie den Muskel entspannen, den Stoffwechsel fördern, die Durchblutung steigern sowie Spannung und Druck reduzieren. Hierdurch wird der Schmerz bei einer Überlastung oder Reizung der Muskeln oder Sehnen reduziert und die Heilung beschleunigt.

Anatomisches Wissen

Die Wadenmuskeln haben die Aufgabe, den Fuß in der Abdrückphase des Laufens zu strecken. Der größte von ihnen ist der dreiköpfige Wadenmuskel. Er bildet die Verbindung zwischen Unterschenkel und Fuß und ist für die Bewegung der Zehen nach unten in Richtung Fußsohle (wie z. B. beim Gasgeben im Auto) verantwortlich. Der dreiköpfige Wadenmuskel besteht aus dem Schollenmuskel und dem Zwillingswadenmuskel. Letzterer setzt im Kniekehlenbereich an, Ersterer liegt darunter am Unterschenkel. Die beiden Muskeln besitzen in Form der an der Ferse beginnenden Achillessehne eine gemeinsame Ansatzsehne.

ANWENDUNGSBEISPIEL

Bei dieser Tapeanlage benötigen Sie die Hilfe eines Partners.

Sie benötigen: 2 I-Tapes (unter Vordehnung gemessen von über dem Fersenbein am seitlichen Muskelbauch entlang bis einige Zentimeter unter der Kniekehle)

So gehen Sie vor:

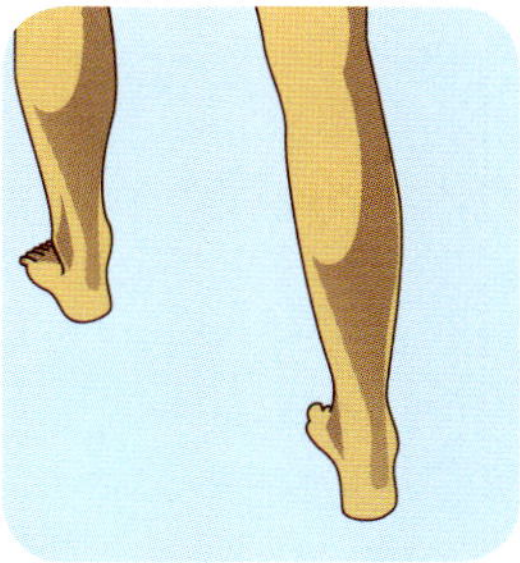

1. Stellen Sie sich hin und strecken Sie die Wade, indem Sie das entsprechende Bein leicht versetzt gerade nach hinten stellen und die Ferse flach am Boden lassen.

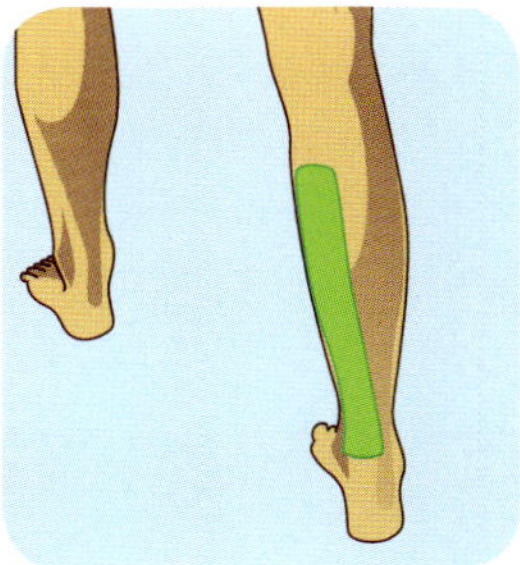

2. Setzen Sie die Basis des ersten I-Tapes ohne Zug unten an der Achillessehne an und legen Sie das Tape mit einer Dehnung von 25 Prozent um den inneren Muskelbauch herum nach oben. Das Tapeende fixieren Sie ohne Zug unter der Kniekehle (alles festreiben).

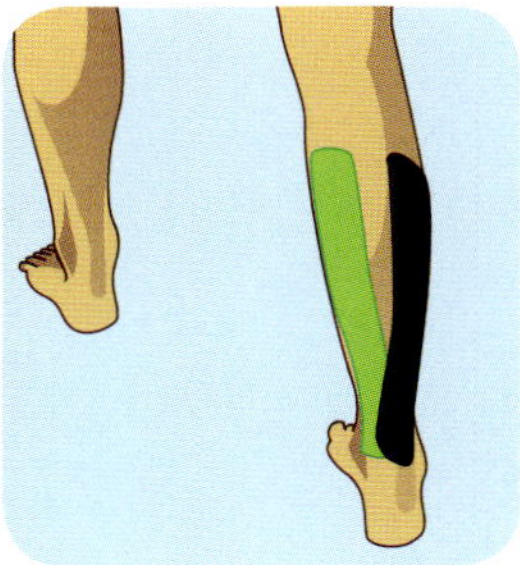

3. Das zweite I-Tape legen Sie daneben auf die gleiche Weise um den äußeren Muskelbauch bis unter die Kniekehle an, wodurch die beiden Tapes ein V bilden. Die Tapeenden liegen dabei auf der Haut auf und nicht übereinander (anreiben).

Tipp

Wenn Sie eine weitere Stützfunktion benötigen, können Sie ein drittes I-Tape längs in der Mitte der ersten beiden Tapes anlegen. Achten Sie darauf, dass die Tapeenden nicht in der Kniekehle liegen (Gefahr von Hautirritationen).

Achillessehne

Achillessehnenprobleme gehören unter Läufern zu den häufigsten Sportverletzungen. Kein Wunder – werden beim Laufen, aber auch beim Springen und Landen, schließlich große Kräfte auf die Sehne übertragen. Bei Schmerzen und Entzündungen der Achillessehne sind Kinesio-Tapes schon seit Jahren in der Physiotherapie gängige Praxis.

Beschwerden erkennen

Bei Achillessehnenproblemen kommt es zu diffusen Schmerzen im Fersenbereich. Meist treten sie an der dünnsten Stelle der Sehne einige Zentimeter über der Ferse auf. Auch im Fußgewölbe oder an der Außenseite der Großzehe können sich die Schmerzen bemerkbar machen. Sie äußern sich vor allem beim Abstoßen vom Boden. Neben Belastungsschmerzen können Druckschmerzen auftreten. Bei einer Entzündung kommt es zu Schwellungen, Rötungen oder Überwärmung. In manchen Fällen ist die Sehne deutlich sichtbar verdickt oder es zeigt sich – bei chronischen Entzündungen – eine tastbare knötchenartige Schwellung. Die Beweglichkeit des Sprunggelenks ist eingeschränkt, und es kommt zu Morgensteifigkeit. Bei Achillessehnenentzündungen äußern sich die Schmerzen oft bei Belastung, während sie in Ruhe wieder nachlassen. Akute Beschwerden klingen nach einigen Wochen wieder ab. Chronische Entzündungen verschwinden oft erst nach Monaten. In diesem Fall treten auch bereits abgeklungene Schmerzen nach Belastung wieder auf.

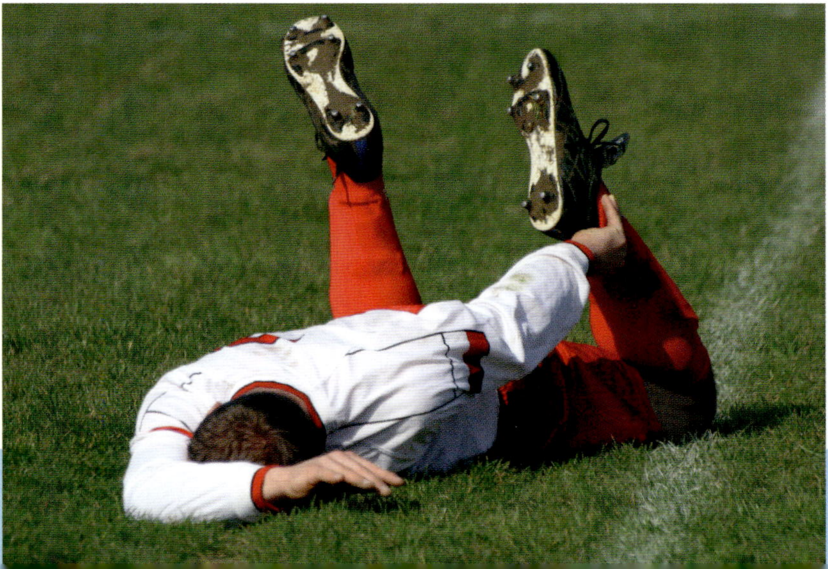

Das sollten Sie beachten

Die Selbstbehandlung kann keinesfalls einen Arztbesuch ersetzen! Vor allem bei einer chronischen Achillessehnenreizung und Sehnenrissen sollten Sie einen Arzt aufsuchen. Das Tapen der Achillessehne ist vor allem zur Schmerzlinderung geeignet. Wird hingegen Unterstützung und Halt für die Sehne angestrebt, empfiehlt sich ein spezieller Tapeverband, der durch einen Fachmann angelegt wird.

Ursachen der Beschwerden

Schmerzen im Achillessehnenbereich können bei einer Verkrampfung, Überdehnung oder Zerrung der Wadenmuskulatur und ihrer Ansatzsehne entstehen. Überlastungen resultieren meist aus intensiver sportlicher Betätigung. Häufig treten die Beschwerden bei Läufern auf, aber auch bei Fußfehlstellungen oder Übergewicht besteht ein erhöhtes Risiko von Achillessehnenproblemen. Vor allem Laufanfänger, deren Muskel-Sehnen-System noch nicht ausreichend trainiert ist, reagieren oft mit Überlastungserscheinungen. Aber auch plötzliche Überdehnung der Sehnen bei einem Sprung, beim Sprint, beim Barfußlaufen im Sand oder beim Bergauflaufen kommen vor. Zu Beschwerden können auch eine zu schnelle Steigerung des Leistungsumfangs beim Laufen, ein abrupter Wechsel des Laufuntergrunds oder eine mangelhafte Lauftechnik (z. B. einseitiges Vorfußlaufen) führen. Auch ungeeignete Laufschuhe (zu stark gedämpft, zu steif, zu instabil) oder Straßenschuhe (zu hoher Absatz) können die Probleme begünstigen. Andere mögliche Ursachen sind Verschleißerscheinungen an Muskeln und Sehnen, Fuß- oder Beinachsenfehlstellungen (z. B. Überpronation, siehe S. 110) sowie muskuläre Dysbalancen (siehe S. 22). Wiederholte Reize führen zu einer Gewebezerstörung, ein plötzliches Abdrücken des Fußes vom Boden (z. B. beim Springen oder Rennen) kann schließlich zu einem Sehnenriss führen. Teilweise treten in diesem Fall auch Entzündungen auf. Hierbei entzündet sich das die Achillessehne umgebende Sehnengleitgewebe oder der Sehnenansatz am Fersenbein. Ist die Achillessehne aufgrund von Ermüdung, Verspannung oder der Verkürzung der Wadenmuskulatur zudem stark überlastet, bilden sich mikroskopisch kleine Verletzungen und Vernarbungen. Diese können bei andauernder Fehlbelastung und entsprechend starker Vorschädigung erschon bei alltäglichen Belastungen im schlimmsten Fall zu einem Achillessehnenriss oder gar Sehnenabriss führen (oft durch einen Knall zu erkennen).

Wirkung des Tapes

Kinesio-Tapes können akute und chronische Schmerzen im Bereich der Achillessehne lindern. Sie werden bei Überbelastung, Reizung, Verkürzung und Entzündungen der Achillessehne sowie bei Überlastung oder Reizung der Muskulatur verwendet. Das Tape unterstützt die Muskulatur der Wade. Es erhöht den Stoffwechsel und senkt die Spannung im Muskel. Blut- und Lymphfluss werden angeregt, was eine Entzündung hemmen kann. Die Heilung wird somit beschleunigt.

Anatomisches Wissen

Die Achillessehne ist die stärkste und dickste Sehne des Körpers. Sie ist die gemeinsame Endsehne des Schollenmuskels und des Zwillingswadenmuskels, die zusammen den dreiköpfigen Wadenmuskel bilden. Dieser hat die Aufgabe, den Fuß in Richtung der Fußsohle zu beugen und die Großzehenseite des Fußes nach oben zu drehen. Die Achillessehne verbindet die Muskeln mit der Ferse, hat ihren Ansatz am Fersenbein, ist deutlich zu erkennen und beim Tasten zu erspüren.

ANWENDUNGSBEISPIEL

Bei dieser Tapeanlage benötigen Sie die Hilfe eines Partners.

Sie benötigen: 1 langes Y-Tape (von der Fußsohlenmitte bis zur Wadenmitte, hierzu wird ein I-Tape zu zwei Dritteln der Länge nach in der Mitte eingeschnitten), 1 längeres und 2 kürzere I-Tapes

So gehen Sie vor:

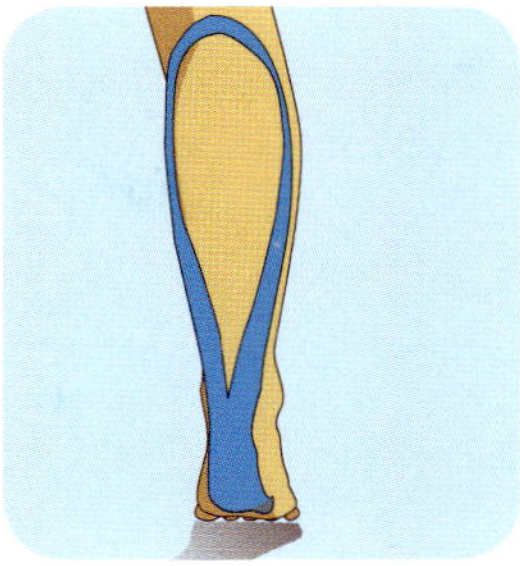

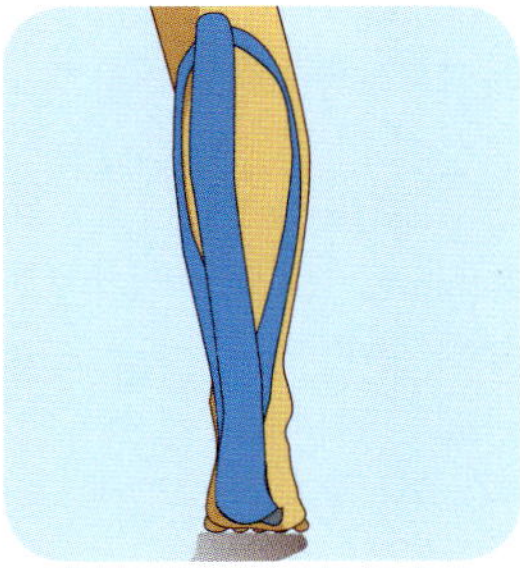

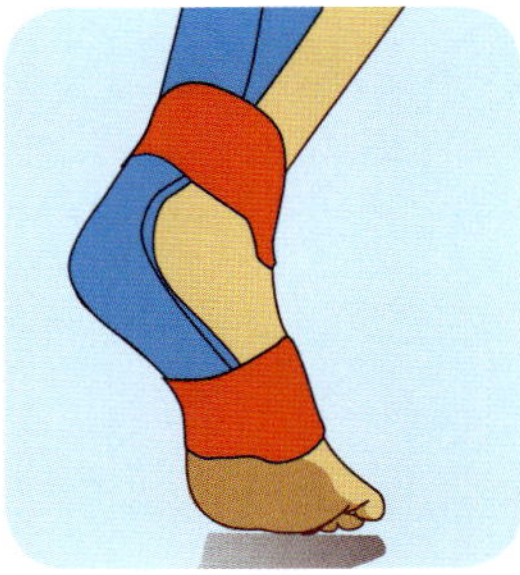

1. Begeben Sie sich auf dem Sofa oder Bett in die Bauchlage. Der Unterschenkel ragt ungefähr ab dem unteren Drittel über die Unterlage hinaus, der Fuß hängt herab. Ziehen Sie die Fußspitze zum Körper heran. Legen Sie dann die Basis des Y-Tapes so an, dass der Punkt, an dem der eingeschnittene Teil beginnt, genau oberhalb des Fersenbeins liegt. Den unteren Teil der Basis fixieren Sie ohne Zug auf der Fußsohle (feststreichen). Kleben Sie dann den äußeren Zügel des Y-Tapes mit etwa 75 Prozent Dehnung bogenförmig entlang der Außenseite der Wadenmuskulatur bis unter die Kniekehle, wobei das Ende ohne Zug ausläuft. Den inneren Zügel bringen Sie analog hierzu bogenförmig entlang der Wadeninnenseite an und lassen das Ende ohne Zug unter der Kniekehle auslaufen, sodass die Zügelenden übereinanderliegen (alles festreiben).

2. Nun legen Sie die Basis des längeren I-Tapes mittig auf der Ferse an und führen es ohne Zug gerade nach oben bis kurz unter die Kniekehle, sodass das Ende die des Y-Tapes überlappt.

3. Das erste der kürzeren I-Tapes kleben Sie nun mit voller Dehnung mit der Mitte als Basis quer über den Schmerzpunkt der Achillessehne. Die Enden laufen dabei ohne Zug aus. Das zweite kürzere I-Tape legen Sie mit der mittig gedehnten Basis quer über die Fußsohle und die längeren Tapes. Die Enden des Tapes kleben Sie ohne Zug auf dem Fußrücken auf (ausstreichen).

Tipp

Bei voluminösen Waden können Sie auch zwei I-Tapes anstelle eines Y-Tapes verwenden. Werden die Schmerzen von Schwellungen begleitet, kann das Schmerztape mit einem Lymphtape (siehe S. 51f.) kombiniert werden.

Sprunggelenk

Das Sprunggelenk trägt beim Gehen und Stehen das gesamte Körpergewicht und ist bei nahezu jeder Bewegung der Beine in Aktion. Es ist somit eines der am stärksten belasteten Gelenke unseres Körpers. Vor allem im Sport, aber auch beim Gehen auf schlechten Straßen oder auf Stöckelschuhen ist es anfällig für Verletzungen.

Beschwerden erkennen

Bei einem Problem des Sprunggelenks kommt es zu Schmerzen im Knöchelbereich. Häufig zeigt sich der Schmerz unterhalb des Außenknöchels und am Mittelfuß, teilweise auch am Innenknöchel und an der hinteren Innenseite des Rückfußes. Die Schmerzen verstärken sich durch Belastung oder bei Druck. Die Beweglichkeit und das Gehen sind häufig erschwert. Teilweise zeigen sich infolge eines Blutergusses Schwellungen und Farbveränderungen am Fuß. Während akute Beschwerden meist plötzlich, oft nach einer kurzzeitigen Überlastung, auftreten und durch Schonung meist schnell wieder verschwinden, sind die Schmerzen bei chronischen Beschwerden anhaltend oder kehren immer wieder.

Ursachen der Beschwerden

Im Rahmen von Sprunggelenksverletzungen können Knochen, Sehnen, Gelenkkapsel und Bänder betroffen sein. Auch der Fußrückennerv kann

Das sollten Sie beachten

Bei Sprunggelenksverletzungen muss die Ursache unbedingt ärztlich diagnostiziert werden, da durch eine falsche Behandlung Folgeschäden entstehen können. Dies gilt besonders bei starken Beschwerden, die mit Schwellungen einhergehen. Es ist z. B. zu untersuchen, ob es sich um einen Bruch oder einen Bänderriss handelt. Je nach Fall kann es angeraten sein, schwerwiegende Bandverletzungen mit einer Schiene oder einem festen Tape zu behandeln. Bei Beschwerden des Sprunggelenks bestehen zudem – je nach Schmerzpunkt – verschiedene Tapeanlagemöglichkeiten. Die im Folgenden beschriebene Anlage eignet sich bei Instabilität des Sprunggelenks und Schmerzen sowie Entzündungen im Bereich des äußeren Knöchels durch Überbelastung, z. B. nach Umknicken.

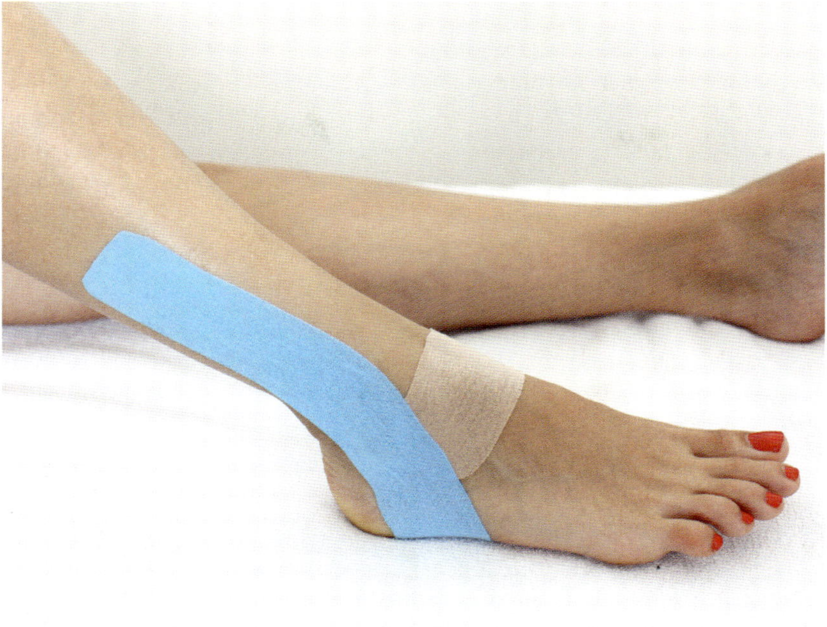

hierbei mitbetroffen sein. Ursache kann beispielsweise eine unfallbedingte, den natürlichen Bewegungsspielraum des Gelenks überschreitende Innendrehung sein. Durch Gefäßverletzungen können sich Blutungen und Schwellungen im Bereich des Sprunggelenks bilden. Im Sport, vor allem bei Sprungsportarten, aber auch bei vielen Ballsportarten wie Hand-, Volley- oder Basketball sind Überbelastungen durch zu intensives Training recht häufig. Ebenfalls im Sport, aber auch im Alltag, kommen außerdem Überdehnungen und Zerrungen der Bänder und der Kapsel des oberen Sprunggelenks vor. Bei einer gewaltsamen Überdehnung oder gar einem Riss der Bandstrukturen, etwa beim Umknicken, können Schmerzen im Bereich des Außenknöchels und der Syndesmose auftreten. Begünstigt werden die Verletzungen z. B. durch Fehlstellungen oder falsches Schuhwerk. Weitere Ursachen für Schmerzen im Bereich des Sprunggelenks können z. B. auch verschleißbedingte Arthrose im oberen Sprunggelenk, entzündliche Veränderungen wie Arthritis, angeborene Fehlstellungen oder Bänderschwäche sowie auch nicht ausgeheilte Bänder- oder Knochenverletzungen sein.

Wirkung des Tapes

Das Tape hilft dabei, Beschwerden wie Schmerzen und Entzündungen im Bereich des äußeren Knöchels abzumildern und auch Bewegungseinschränkungen entgegenzuwirken. Die das Gelenk umgebende Muskulatur wird aktiviert, wodurch die stabilisierende Funktion der Außenbänder unterstützt wird. Die Bandstrukturen werden entlastet und geschützt, und Schwellungen werden reduziert, was die Heilung beschleunigt.

Anatomisches Wissen

Das Sprunggelenk verbindet den Fuß und die Unterschenkelknochen Schienbein und Wadenbein. Das Wadenbein liegt an der Unterschenkelaußenseite, das Schienbein setzt mittig am Kniegelenk an. Die unteren Enden von Schien- und Wadenbein bilden die Sprunggelenksgabel. Darin sitzt das Sprunggelenk. Es setzt sich aus zwei Teilgelenken zusammen: dem oberen und dem unteren Sprunggelenk. Diese Teilgelenke ermöglichen zusammen mit den Muskeln das Heben und Senken sowie das Ein- und Auswärtsdrehen des Fußes. Das obere Sprunggelenk sowie die beiden Teilgelenke, die das untere Sprunggelenk bilden, sind von Gelenkkapseln umgeben. Mehrere Bänder halten Schien- und Wadenbein zusammen und sorgen gleichzeitig für Stabilität und Halt des Sprunggelenks. Der aus drei einzelnen Bändern bestehende Außenbandapparat liegt am Außenknöchel und stabilisiert die Außenseite des oberen Sprunggelenks. Das fächerförmige Innenband am Innenknöchel stabilisiert seine Innenseite. Die Sprunggelenksgabel wird durch die Syndesmose – eine Bandverbindung zwischen Schien- und Wadenbein – unterstützt.

Tipp

Einen umgeknickten oder verstauchten Fuß sollten Sie gleich nach der Verletzung mindestens eine halbe Stunde kühlen, erhöht lagern und nicht bewegen, um Blutergüsse und Schwellungen zu stillen. Auch in den ersten beiden Tagen danach sollte dies möglichst berücksichtigt werden. Danach können Sie es – nach Absprache mit dem behandelnden Arzt – mit einem Tape versuchen. Ein Lymphtape (siehe S. 51f.) hilft zunächst bei Schwellungen. Daran anschließend eignet sich eine stabilisierende Technik wie die auf diesen Seiten beschriebene.

cook

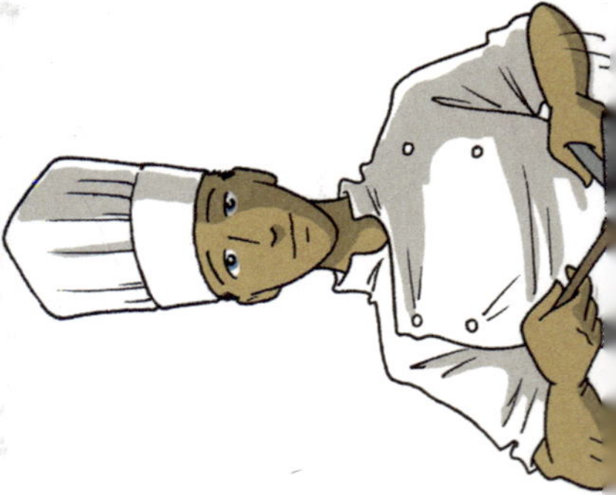

ANWENDUNGSBEISPIEL

Bei dieser Tapeanlage benötigen Sie die Hilfe eines Partners.

Sie benötigen: 2 lange I-Tapes, 3 kurze I-Tapes

So gehen Sie vor:

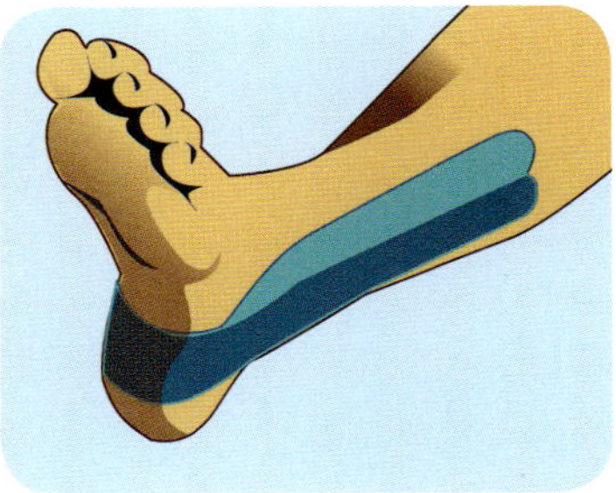

1. Setzen Sie sich mit ausgestreckten Beinen auf eine Unterlage, sodass die Ferse über diese hinausragt, und ziehen Sie die Fußspitze zum Knie. Legen Sie dann die Basis des langen I-Tapes im Bereich des Innenknöchels an. Bringen Sie das Tape mit 80 Prozent Zug im vorderen Bereich der Ferse über die Fußsohle und über den Außenknöchel und kleben Sie es ohne Zug an der Wadenmitte auf (festreiben). Gegebenenfalls mit einem zweiten, leicht überlappenden Tape ergänzen.

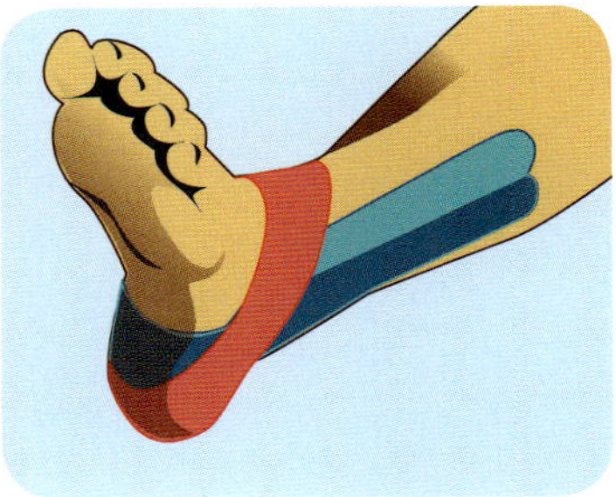

2. Legen Sie die Mitte des ersten kurzen I-Tapes mit maximalem Zug auf dem Sprunggelenk an der Fußvorderseite diagonal über den Schmerzpunkt, sodass das untere Ende ohne Zug auf der Ferse überlappend hinter dem ersten Tape liegt und das obere Ende ebenfalls ohne Zug auf der Gelenkvorderseite am Schienbein (anreiben).

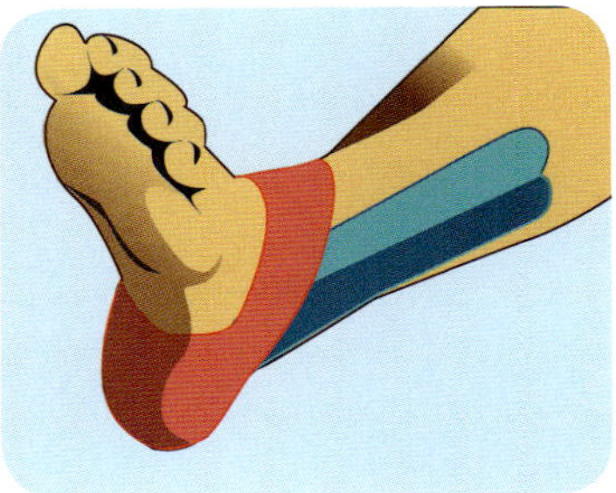

3. Das zweite kurze I-Tape wird mit maximalem Zug von der Tapemitte her parallel zum ersten, leicht überlappend und im selben Verlauf nach unten versetzt, aufgeklebt. Entsprechend verfahren Sie mit dem dritten kurzen I-Tape, das Sie wiederum etwas nach unten versetzt in derselben Weise parallel zu den anderen beiden kurzen Tapes anlegen (gut anreiben).

Serviceteil

Literatur

Bökelberger, Andreas/Lehner, Olivia: Kinesiologisches Taping: Das Arbeitsbuch; Verlag Hans Huber; 2012

Habsch, Jochen: Kompaktkurs Kinetische Tapes: Praxisorientierte Einführung und Handbuch zur Taping-Therapie am Bewegungsapparat; Habsch-Verlag; 2012

Hecker, Hans Ulrich (Dr. med.)/Liebchen, Kay (Dr. med.): Aku-Taping: Wirksam bei akuten und chronischen Schmerzen und Beschwerden; TRIAS; 2012

Hecker, Hans Ulrich (Dr. med.)/Liebchen, Kay (Dr. med.): Aku-Taping – sanft gegen den Schmerz; Haug Verlag in MSV; 2005

Ilbeygui, Ramin: Taping: Techniken – Wirkungen – Klinische Anwendung; Urban & Fischer Verlag/Elsevier GmbH; 2012

Langendoen, John/Sertel, Karin: Das Taping-Selbsthilfe-Buch: Wirksam bei Schmerzen und über 160 Beschwerden; TRIAS; 2011

Langendoen, John: Taping im Sport: Soforthilfe bei Schmerzen und Verletzungen; TRIAS; 2014

Lutter, Norbert/Reichardt, Elfi: Dolo-Taping: Der sanfte Weg der Schmerztherapie; Aurum in J. Kamphausen, 2008

Peter, Christina: Taping: Selbsthilfe bei über 100 Beschwerden; Goldmann Verlag; 2014

Pohlmann, Ernst: Physio Taping – Leitfaden für kinesiologisches Tapen; Ernst Pohlmann; 2014

Roth, Reinhold: Senso-Taping: Sehen, Verstehen, Anwenden; KVM; 2011

Sielmann, Dieter (Dr. med.)/Hammelmann, Iris: Medi-Taping im Sport; TRIAS; 2008

Sielmann, Dieter (Dr. med.)/Christiansen, Hermann/Kluge, Heidelore: Medi-Taping: Schmerzfrei im Handumdrehen: Schnelle Hilfe bei Sportverletzungen, muskel- und nervenbedingten Schmerzen; MVS Medizinverlage Stuttgart; 2004

Sielmann, Dieter (Dr. med.)/Christiansen, Hermann: Medi-Taping: Schmerzfrei durch den Alltag: Schnelle Hilfe bei muskel- und nervenbedingten Schmerzen; TRIAS; 2010

Sielmann, Dieter (Dr. med.): Medi-Taping – Das Kursbuch: Arbeits- und Lehrbuch für medizinisch ausgebildete Therapeuten und für Jedermann; Schmerz und Tape; 2013

Weiss, Daniel: Taping: Selbsthilfe bei Muskelschmerzen und anderen Beschwerden; GRÄFE UND UNZER Verlag GmbH; 2014

Hersteller und Vertrieb

www.curetape.com
Herstellerseite mit Infos und Lernvideos für das Tapen verschiedener Körperbereiche (Bein, Knie, Knöchel und Fuß, Rücken, Hals und Schulter, Arm und Hand)

kinesiotape24.ch
Vertrieb von Kinesio-Tapes verschiedener Hersteller, Infos und Anleitungen

kintex.de
Herstellerseite mit Vertrieb, Videoanleitungen und Kursangebot

Sporttapeband.de
Vertrieb von Produkten verschied. Hersteller, Infos und Videoanleitungen

www.123tape.de
Herstellerseite mit Vertrieb

www.ares-tape.de
Webseite mit Shop- und Kurslink sowie Tapinganleitungen zu verschiedensten Beschwerden

www.chirotape.com
Vertrieb von Taperollen, Pre-Cuts und Gitter-Tapes, Infos und Schulungen

elastus.de
Herstellerseite mit Hintergrundinfos

elyth.de
Herstellerseite mit Shop- und Schulungslink

gatapex.de
Vertrieb u. a. von Kinesio-Tapes und Pre-Cuts

www.k-active.com/de
Herstellerseite mit Infos, Kursangeboten, Therapeutensuche, Publikationen, Videos und Shop

kinesio-shop.net
Vertrieb der originalen Kinesio-Tapes, Therapeutenverzeichnis und Kurslink

www.kttapeeurope.de
Herstellerseite mit Vertrieb

www.lp-support.eu
Herstellerseite mit Vertrieb

www.nasaratape.de
Herstellerseite mit Vertrieb (Rollen, Pre-Cuts, Gitter-Tapes, Zubehör)

www.physioroom.de
Vertrieb verschiedener Kinesio-Tape-Marken

www.sportprotection24.de/kinesio-tape
Vertrieb verschiedener Kinesio-Tape-Marken

www.strengthtape.de
Herstellerseite mit Vertrieb und Anleitungen (englisch)

www.temtex-tape.de
Herstellerseite mit Vertrieb und Videoanleitungen

Videoanleitungen

www.kinesiotapes.info
allgemeine Infos und Anwendungen nach verschiedenen Körperbereichen mit Videolinks

www.kttape.com
Infos, Anleitungen und Videoanleitungen des Tape-Herstellers (englisch)

www.tapingbase.de
allgemeine Infos und Videoanleitungen zu bestimmten Beschwerden (Muskel-, Korrektur-, Faszientechnik)

www.theratape.com
allgemeine Infos und Videoanleitungen (englisch)

kinestape.com
Informationen und Videoanleitungen (englisch)

www.acti-tape.com
allgemeine Infos und Videoanleitungen (englisch)

Infos im Web

kintasio.de
allgmeine Infos, Anleitungen und Kurse

www.tapebar.de
Infos, Kurse und Anleitungen zu bestimmten Beschwerden

Register

Abmessen 40f.
Achillessehne 15, 116ff.
Aktivieren 47
Allergische Reaktionen 12, 30, 31, 32f., 35
Ausgangsstellung 42

Baden 38, 58
Bänder 10, 13, 15, 16, 21, 23f., 44, 53f., siehe Ligamenttechnik
Basis 43
Behaarung 40
Beschichtung 12
Bewegungsapparat 14f., 25, 50
Bewegungsfreiheit 10, 13
Bindegewebe 22, 23, 24, 55
Blutergüsse 12, 16, 18, 28, 32, 43, 51, 57, 61
Blutzirkulation 10, 16ff., 20, 21, 26, 27, 29, 54, 56, 58

Cross-Tapes 21, 38, 49, 57, 75

Daumentechnik 43
Dehnbarkeit 11
Dehnung 41, 47, 50, 52, 56
Deltamuskel 76ff.
Druck 13, 18, 19, 21, 22, 46, 50
Duschen 38, 39, 58f.

Eigenschaften 11ff., 34, 40, 59
Empfindliche Haut 30, 32, 46, 61
Entfernen 32, 58, 59, 61
Entgiftung 18, 27, 29, 58
Entzündungen 14, 15, 17f., 20, 22, 23, 28, 29, 31, 40, 57

Fächertape 48, 51, 52
Farben 28ff., 32, 61
Faszientechnik 54
Faszienverklebungen 23
Fehlbelastung 21, 23
Fehlhaltung 21, 25, 52
Fehlstellungen 15, 24, 52
Finger 88ff.

Gate-Control-Theory 19f.
Gelenke 10, 13, 15, 16, 23ff., 28, 42, 46, 47, 52, 53
Gelenkergüsse 15, 50, 51
Gitter-Tape siehe Cross-Tape
Gleichgewichtsstörungen 64

Haftkraft/Haltbarkeit 11, 34, 40, 43, 58, 59f.
Handgelenksschmerzen 84ff.
Haut 10, 12, 17, 18, 19f., 20, 21, 24, 25f., 28, 31, 34, 39, 44, 51, 54, 56, 59, 60, 61
Hautirritationen 17, 28, 30, 32, 34, 40, 44, 58, 59, 61
Head'sche Zonen 25

Immunsystem 29, 30
Ischias 56
I-Tape 42, 47, 48, 51, 54

Jucken 40, 44, 58

Karpaltunnelsyndrom 15, 84f.
Kniebeschwerden 41, 52, 54, 104ff.
Knochen 22, 24, 46
Knorpel 22, 24
Kontraindikationen 31
Kontrolle 46, 58
Kopfschmerzen 15, 50, 64, 68f., 72, 92
Korrekturtechnik 24, 47, 52f.

Leistenschmerzen/Leistenzerrung 96ff.
Lendenwirbelsäule 92ff.
Ligamenttechnik 47, 52f.
Lymphfluss/Lymphbahnen 10, 16, 17, 20, 23, 29, 30, 44
Lymphsystem 17f., 27, 30, 31
Lymphtechnik 47, 48, 51ff., 56

Material 11f., 49
Mechanorezeptoren 19f., 21, 24
Meridiantechnik 57
Migräne 10, 15, 29, 64
Muskelfaserriss 14, 97f., 109, 113f.
Muskelkater 21, 112f.
Muskelkrämpfe 14, 26, 50, 96, 100, 102, 112ff.
Muskelschmerzen 22f.
Muskelschwäche 29, 50
Muskeltechnik 50f., 57
Muskeltonus 21
Muskelverhärtung 21, 22, 50, 64f., 72, 113
Muskelverletzungen 14, 21, 77, 96, 100
Muskelzerrung 77, 113f.
Muskuläre Dysbalancen 14, 22, 77, 93, 104, 109, 117

Nackenbasisbereich 68ff.
Narben/Narbentechnik 24, 31, 42, 47, 48, 56f.
Nasennebenhöhlenverstopfung 64
Nebenwirkungen 6, 30, siehe Risiken, Kontraindikationen
Nerven 10, 15, 16, 18ff., 21, 22, 24, 25, 26, 29, 30, 49, 58
Nerventapes 42, 53, 55f.
Netztape 49

Ödeme 16, 17, 31, 46, 49, 51f.
Operationen 16, 17, 21, 27, 51
Organe 16, 18, 25f., 30, 48, 49

Passform 13
Prävention 26, 90, 114
Pre-Cuts 41, 125
Prellung 15, 28, 46, 88ff.
Propriorezeption 24f.

Qualität 33ff.

Reflexe 26
Rehabilitation 13, 27
Risiken 6, 27, 30ff.
Rückenschmerzen 92ff.
Rückseitige Oberschenkelmuskeln 100ff.

Sauna 58
Schere 38
Schienbeinkantensyndrom 108ff.
Schleimbeutelentzündungen 15, 49, 73
Schmerzen 14f., 17, 18ff., 21ff., 25, 27, 28, 42, 46, 53, 54f., 61
Schmerztape siehe Spacetechnik
Schonhaltungen 21, 22
Schwangerschaft 12, 16, 31
Schwellungen 17f., 21, 23, 28, 30, 31, 46, 49, 51f., 53, 55
Schwimmen 38, 58
Schwindel 16, 64f., 68, 72
Sehnen 10, 13, 14f., 16, 18, 21, 23f., 26, 29, 44, 53, 54, siehe auch Ligamenttechnik
Seitliche Halsmuskulatur 64ff.
Spacetechnik 19, 20, 47, 54f.
Spannungsblasen/Blasen 30, 44, 87
Sport 6, 10, 15, 17, 18, 26f., 29, 38, 39, 58, 60
Sprunggelenk 120ff.
Starre Tapes 10, 11, 13
Steifigkeit 14, 21, 23, 64, 92, 100, 112
Sterntape siehe Spacetechnik
Stoffwechsel 15, 18, 20, 24, 29, 30, 56, 58

Tapekombinationen 49, 53
Tennisarm 80ff.
Tentakel 48, 52
Therapiedauer 60
Tinnitus/Ohrgeräusche 10, 16, 29, 64ff., 68
Tragekomfort 13, 33
Trapezius 72ff.
Triggerpunkte 21, 49

Überbelastung 14, 18, 21 f., 25, 26, 50, 64, 73, 77f., 81, 84f., 92f., 97, 101, 104, 113f., 117f., 120f.
Überdehnung 18, 53, 77, 81, 84, 89, 92, 97f., 101, 114, 117, 121
Umknicken 17, 23f., 120f.

Verlauf des Tapes 44, 48, 49, 50f., 52, 54, 56, 57
Verspannungen 14, 19, 21, 22, 23, 26, 28, 42, 46, 50
Verstauchung 15, 84f., 88ff., 122
Vorbereitung 38, 39
Vorbeugung siehe Prävention

Wadenschmerzen 112ff.
Wellenbildung 50, 79
Wundheilung 27, 56

X-Tape 48

Y-Tape 47, 53, 54, 67, 75, 79, 118f.

Zerrung 15, 26, 96ff., 100, 104, 117, 121, siehe Muskelzerrung
Zubehör 38
Zügel 43, 44, 47, 48, 52
Zugstärke 23, 32, 41, 44, 46
Zugwirkung 34, 35
Zusatzstoffe 12
Zuschneiden 41f.

Impressum

www.garant-verlag.de
ISBN 978-3-7359-1290-9

Komplettproducing: twinbooks, München
Text: Melanie Goldmann für twinbooks, München
Abbildungsverzeichnis: Milan Virčík: S. 67, 71, 75, 79, 83, 87, 91, 95, 99, 103, 107, 111, 115, 119, 123
Shutterstock Images: S. 4: Leonard Zhukovsky; 7, 94: Ambrophoto; 8, 12, 19, 25, 29, 36, 39, 48, 56, 60, 84, 90: Melodia plus photos; 11: Chad Zuber; 14: Aykut Erdogdu; 16: Imcsike; 20, 42: Nanette Grebe; 23, 40, 45, 68: lightwavemedia; 26: msgrafixx; 31: Kzenon; 33: Dmitry Kalinovsky; 34, 51: Andrey_Popov; 53, 76, 121: Adam Gregor; 59: Mai Techaphan; 62: BrunoRosa; 65, 70, 72: Image Point Fr; 66: Belushi; 74: Kzenon; 78, 112: Martin Novak; 80: aceshot1; 82: Dmitrijs Bindemanis; 86: sixninepixels; 88: Photographee.eu; 93: Iakov Filimonov; 96: saap585; 98: iLight foto; 100: Dirima; 102: Kamil Macniak; 105: ronstik; 106: luckyraccoon; 108: bikeriderlondon; 110: Blazej Lyjak; 114: mezzotint; 116: martin garnham. Coverabbildungen: oben links: sunlight19; oben Mitte, großes Bild: baranq; oben rechts: Nadezhda Novikova; unten links: Photographee.eu; unten Mitte: Patricia Chumillas; unten rechts: sportpoint

Erfahren Sie mehr!